“积极应对人口老龄化”全生命周期残疾防控科普系列丛书

丛书主编 | 郑晓瑛 郭 超

残疾预防与控制——痴呆

楚长彪 王 玥 ◎ 主编

中国人口出版社
China Population Publishing House
全国百佳出版单位

图书在版编目（CIP）数据

残疾预防与控制 . 痴呆 / 楚长彪，王玥主编 . -- 北京：中国人口出版社，2025.2

（“积极应对人口老龄化”全生命周期残疾防控科普系列丛书 / 郑晓瑛主编）

ISBN 978-7-5101-8888-6

Ⅰ . ①残… Ⅱ . ①楚… ②王… Ⅲ . ①残疾－预防（卫生）②阿尔茨海默病－预防（卫生）③痴呆－预防（卫生）Ⅳ . ① R1 ② R749.101

中国版本图书馆 CIP 数据核字 (2022) 第 231344 号

“积极应对人口老龄化”全生命周期残疾防控科普系列丛书

残疾预防与控制——痴呆

“JIJI YINGDUI RENKOU LAOLINGHUA” QUAN SHENGMING ZHOUQI CANJI FANGKONG KEPU XILIE CONGSHU

CANJI YUFANG YU KONGZHI——CHIDAI

楚长彪　王玥　主编

责任编辑　魏　娜
责任设计　侯　铮
责任印制　王艳如　任伟英
出版发行　中国人口出版社
印　　刷　小森印刷（北京）有限公司
开　　本　880 毫米 ×1230 毫米　1/32
印　　张　3.75
字　　数　90 千字
版　　次　2025 年 2 月第 1 版
印　　次　2025 年 2 月第 1 次印刷
书　　号　ISBN 978-7-5101-8888-6
定　　价　38.00 元

微　信 ID　中国人口与健康出版社
图书订购　中国人口与健康出版社天猫旗舰店
新浪微博　@ 中国人口与健康出版社
电子信箱　rkcbs@126.com
总编室电话　（010）83519392　　发行部电话　（010）83557247
办公室电话　（010）83519400　　网销部电话　（010）83530809
传　　真　（010）83519400
地　　址　北京市海淀区交大东路甲 36 号
邮　　编　100044

“积极应对人口老龄化”全生命周期残疾防控科普系列丛书

编委会

丛书主编 郑晓瑛 郭 超

丛书编委（以姓氏汉语拼音为序）

蔡 军 上海市精神卫生中心
楚长彪 首都医科大学宣武医院
段蕾蕾 中国疾病预防控制中心慢性非传染性疾病预防控制中心
耳玉亮 中国疾病预防控制中心慢性非传染性疾病预防控制中心
高 峰 中国康复研究中心北京博爱医院
龚树生 首都医科大学附属北京友谊医院
郭 超 北京大学
韩 娜 北京大学人民医院、国家创伤医学中心
金子兵 首都医科大学附属北京同仁医院、北京市眼科研究所
李建军 中国康复研究中心北京博爱医院
梁 巍 中国听力语言康复研究中心
孙迎春 中国康复研究中心北京博爱医院
王 华 湖南省儿童医院、国家卫健委出生缺陷研究与预防重点实验室
王 玥 首都医科大学附属北京安定医院
谢 静 首都医科大学附属北京友谊医院
邢亚静 中国听力语言康复研究中心
徐海林 北京大学人民医院
薛 静 中国听力语言康复研究中心

杨德刚　中国康复研究中心北京博爱医院
杨晓慧　首都医科大学附属北京同仁医院
杨艳玲　北京大学第一医院
张庆苏　中国康复研究中心北京博爱医院
张伟波　上海市精神卫生中心
张　新　中国康复研究中心北京博爱医院
郑晓瑛　北京协和医学院、北京大学

残疾预防与控制——痴呆

编委会

主　编　楚长彪　王　玥

编　委（以姓氏汉语拼音为序）

程　哲　首都医科大学附属北京潞河医院
楚长彪　首都医科大学宣武医院
李　丹　首都医科大学宣武医院
梁军华　首都医科大学宣武医院
乔雨晨　首都医科大学宣武医院
王　伟　首都医科大学宣武医院
王　玥　首都医科大学附属北京安定医院
于跃怡　首都医科大学宣武医院
周爱红　首都医科大学宣武医院
左秀美　首都医科大学宣武医院

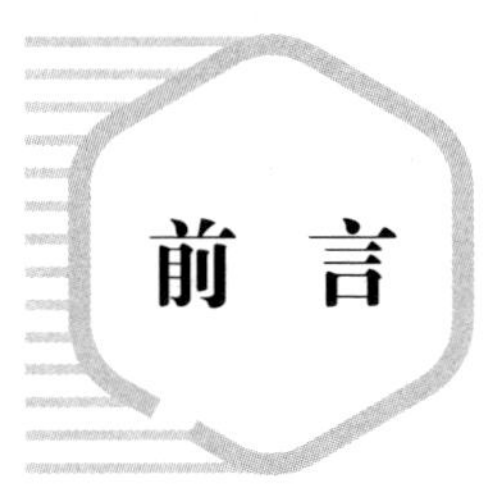

前言

2021 年第七次人口普查数据，我国 60 岁以上的老年人口突破了 2.64 亿，占总人口的比重达 18.7%，已进入中度老龄化社会。随着社会老龄化的加剧，认知障碍及痴呆的患病人数也逐年攀升。中国 60 岁及以上人群痴呆患病率为 6.0%，老年人群预估有痴呆患者 1507 万人，其中阿尔茨海默病（Alzheimer’s disease, AD）患者约有 983 万人，血管性痴呆患者有 392 万人，其他痴呆患者有 132 万人。轻度认知障碍（MCI）患病率为 15.5%，患病人数约有 3877 万人，MCI 患者每年有 10% ~ 15% 向痴呆转化。痴呆患者具有严重的智能损害，明显干扰个人日常生活能力和社会职业功能，在病程中还会伴有精神、行为和人格异常，病情慢性迁延、进行性加重，后期治疗效果欠佳，这直接导致患者的高致残率。

据2020年《柳叶刀－公共卫生》报道，9种可改变的危险因素，包括居住环境、文化程度、婚姻状况、吸烟、高血压、高脂血症、糖尿病、心脏病、脑血管病，如果这些危险因素能够得到控制，会大大降低痴呆和轻度认知障碍的患病率。文章还指出，改善对痴呆患者的管理、优化痴呆照护系统、增加痴呆和轻度认知障碍的公众知晓度，是目前亟待解决的问题。因此，我们亟须在老年人群及其家属中普及痴呆的基本知识，使之能够正确、全面、全程地认识痴呆，在痴呆早期及时就诊，为痴呆的早期预防、诊断和治疗创造条件，有效改善痴呆患者的生活质量，减轻护理人员、家庭和社会的负担。

本书就是在此背景下，由首都医科大学宣武医院、首都医科大学附属北京安定医院、首都医科大学附属北京潞河医院专业从事痴呆临床及科研工作的医生们编撰而成。本书基于全生命周期管理理念，内容覆盖残疾三级预防的各环节，以问答的形式介绍了痴呆的概念、主要类型、诊断流程、临床表现、早期识别、治疗、康复和护理的基本知识，特别是如何预防、预警痴呆等，从而解答大众对痴呆相关知识的困惑、疑问及误区等。相关问题力求生动实用，解答力求通俗易懂。但由于医务工作者撰写科普文章的经验有限，不妥之处还请各位读者指正。

本书是从事痴呆临床诊治工作的医生们工作经验的总结，是医学工作者对专业医学知识进行科普化的努力，是我们对广大老年朋友及家属表达的真挚情谊。我们衷心地希望本书能使读者更加了解痴呆 / 认知障碍的疾病特点，能够在疾病的不同阶段做符合医学规律的决定，能够在生活中正确预防和减轻智能残疾性疾病，能够获得更加愉快、有质量的老年生活。

编者按

2025 年 2 月 1 日

目录

第二章 老年期痴呆的预防与控制

第一章　老年期痴呆的基础知识篇

1. 什么是痴呆

2. 我们为什么要了解痴呆

3. 我国目前有多少老年期痴呆患者

4. 痴呆是由什么原因引起的

5. 老年期痴呆常见有哪些类型

6. 痴呆的进展过程分成几个阶段

7. 痴呆有诊断的流程吗

8. 诊断痴呆时，主要应了解哪些病史方面的内容

9. 近半年易忘事，去医院诊断轻度认知障碍，它会进展为痴呆吗

10. 最近记性不好，注意力不集中，医院检查后诊断抑郁状态，如何区分抑郁和痴呆

11. 许多精神病患者也会整天发呆、言语混乱，这与平常所说的痴呆一样吗

12. 到医院记忆门诊就诊时，医生让做神经心理量表检测，请问量表检测起什么作用

13. 对痴呆患者进行全面精神状态量表检查包括哪些方面，该如何选择

14. 医生是否就按照量表检测结果来判断一个患者是不是痴呆

15. 医师为什么常称“老年性痴呆”为阿尔茨海默病

16. 阿尔茨海默病能遗传吗

17. 如何诊断阿尔茨海默病，应该做哪些辅助检查

18. 阿尔茨海默病如何做到早期诊断

19. 如何判断阿尔茨海默病的严重程度

20. 什么是血管性痴呆

21. 引起血管性痴呆的病因有哪些

22. 如何诊断血管性痴呆

23. 有没有一个简单的方法帮助区别血管性痴呆和阿尔茨海默病

24. 阿尔茨海默病患者常有哪些特征性表现

25. 哪些早期症状提示可能存在阿尔茨海默病

26. 岁数大就容易健忘，到医院检查后医生说不是痴呆，这是怎么回事

27. 阿尔茨海默病患者一定会有典型的临床表现吗

28. 血管性痴呆的症状与阿尔茨海默病有何不同

29. 患者出现精神行为症状就是痴呆吗

30. 何种因素容易导致阿尔茨海默病发生

1. 什么是痴呆

痴呆，顾名思义，老百姓很容易理解这个名词的大意。但从医学角度来说，其定义和指代范围则更加精准，与大众的认识有较大差别。在美国精神病学会《精神疾病诊断与统计手册》第5版（DSM-V）中痴呆被描述为“神经认知障碍”。世界卫生组织的《国际疾病分类》第10版（ICD-10）对痴呆的定义为：“痴呆是由脑部疾病所致的综合征，通常具有慢性和进行性的特点，表现为多种高级皮层功能的紊乱，包括记忆、思维、定向、理解、计算、学习、语言和判断能力。意识是清晰的，常伴有认知功能损害，偶尔以情绪控制和社会行为或动机的衰退为前驱症状。”

痴呆的定义随着医生对痴呆理解的深入而逐步演变，目前认为：痴呆（dementia）是一种以获得性认知功能损害为核心，并导致患者日常生活能力、学习能力、工作能力和社会交往能力明显减退的综合征。首先，医学上的痴呆不包括智能发育不全者，即未成年阶段因为先天发育迟缓而出现智能障碍的人不能纳入痴呆范畴，因为其认知还未发育至正常水平，而痴呆患者在成年、中年、老年前期或老年期未患病时均具有正常的智力。其次，认知功能损害是最核心的症状，涉及记忆、学习、定向、理解、判断、计算、语言、视空间功能、分析及解决问题等能力。最后，痴呆所致的认知功能损害必须导致患者多种社会能力明显减退，达到影响患者日常生活功能的程度。如果某人诉自己记忆力或其他认知功能很差，但平时生活如常，社交依旧，哪怕辅助检查证实了存在认知损害，也不能称为痴呆。

总体而言，痴呆具有获得性和持续性的特点，即先天智能发育正常的成人因后天某种原因出现了智能减退，且这种智能障碍往往是慢性、进行性发展的，这与急性外伤、中毒、代谢障碍等引起的一过性意识错乱是不同的，因为后者是可以显著恢复的。

2. 我们为什么要了解痴呆

目前随着人们生活水平逐步提高，人类平均寿命也在不断增加，这本身是一件好事，是人类发展的必然结果，但恰恰正因为社会老龄化，老年人群相关的健康问题也日益突出。按照2021年人口普查公布的数据，我国65岁以上的老年人口接近2亿，占总人口的比重达13.5%。随着社会老龄化的加剧，年龄相关疾病的发病率显著升高，特别是认知障碍及痴呆的患病人数逐年攀升。在西方国家，老年期痴呆已逐渐取代脑血管病，居神经内科疾病的第一位。

痴呆是老年人常见的危害性极强的疾病，严重影响老年人的生活质量和寿命，对家属和照料者也造成了极大的健康损害和心理负担。认知功能的严重损害或丧失，不但使患者无法完成日常事务，与社会活动、家庭生活脱节，还会产生不良情绪，加重认知障碍，进而产生恶性循环。由于认知障碍症状较重，患者只能回归家庭、养老场所或医疗机构，生活起居需要家属或照料者辅助完成。患者的症状及照料的负担将会导致家属和照料者心情低落、焦虑抑郁、睡眠障碍及长期疲劳状态，久而久之产生慢性器质性疾病，严重损害其身心健康。

因此，系统深入地了解老年期痴呆，一方面，有助于人们知晓此类疾病的常识，当身边有人出现类似症状时，及早就医，最大限度地减少此类疾病对家庭和社会的危害；另一方面，有助于非专科医务工作者了解此类疾病，为早期发现老年期痴呆，进而为早期治疗提供宝贵的时机。

3. 我国目前有多少老年期痴呆患者

1999 年底，国家统计局的统计显示 60 岁以上人口达到总人口的 10%以上，我国就已进入老年化社会。我们都知道，随着人群老龄化的加剧，痴呆的患病人数一定会越来越多。以往对我国痴呆患病人数的估算都是按照外国研究的发病率推算而来的，我们自己的数据非常有限。我国 1982 年曾对 11 个城市和乡村进行普查，结果显示，痴呆患病率为 0.46% ~ 1.80%，其中 60 岁以上人群痴呆的患病率为 2.38‰，远低于国外报道。我国 20 世纪 80 年代末上海的流行病学调查显示，55 岁以上人群痴呆的患病率为 2.57%，60 岁以上人群痴呆的患病率为 3.46%，65 岁以上人群痴呆的患病率为 4.61%，较 80 年代初期有明显的上升趋势。因长久以来中国并没有自己的大型流行病学调查，我们无从知晓中国到底有多少老年期痴呆患者。2014 年宣武医院贾建平教授团队在 *Alzheimer's & Dementia* 杂志发表文章，通过在全国 30 多家三甲医院进行流行病学调查，结果显示，中国 65 岁以上老年人群的痴呆患病率是 5.14%，第一次比较全面和准确地描述了中国痴呆患病率情况，让大家了解了痴呆在中国的高患病率现状，这已与西方发达国家类似。最近的统计显示，我国目前有 1570 万名痴呆患者，其中阿尔茨海默病（AD）约有 983 万人，预计 2050 年将超过 2000 万人。

4. 痴呆是由什么原因引起的

痴呆的病因很复杂，临床上能引起痴呆的疾病种类繁多。常见的有：①神经变性病：阿尔茨海默病、路易体痴呆、帕金森病、额颞叶变性、亨廷顿病、肝豆状核变性等；②脑血管病：脑梗死、脑出血、静脉窦血栓形成、脑小血管病等；③脑损伤：拳击手痴呆、脑外伤、缺氧性脑病等；④感染/免疫炎症：感染性脑炎/脑膜炎、克雅病、艾滋病、梅毒、自身免疫性脑炎、副肿瘤综合征、中枢神经系统脱髓鞘病、干燥综合征、白塞病、桥本氏脑病等；⑤中毒：酒精依赖性痴呆、一氧化碳中毒、甲醇中毒等；⑥颅内占位性疾病：脑胶质瘤、中枢神经系统淋巴瘤、转移瘤、慢性硬膜下血肿、炎性假瘤；⑦代谢性疾病：维生素 B_{12} 或叶酸缺乏、Wernicke 脑病、甲状腺功能低下、渗透性脱髓鞘病、低钠血症等；⑧其他：正常颅压脑积水、癫痫及多种全身性疾病等。

5. 老年期痴呆常见有哪些类型

老年期痴呆是老年人脑功能障碍的一种表现，是一类以智能衰退、情感障碍和精神行为改变等为特征的临床综合征，大致可分为以下几种类型。

（1）阿尔茨海默病：即老百姓常说的“老年性痴呆”，是最常见的老年期痴呆，以情景记忆障碍为突出表现，可以伴有语言、理解判断、情感及精神障碍。

（2）血管性痴呆：即脑血管病致脑损伤后出现的认知障碍综合征，它继发于脑血管病的发生，症状与损伤部位密切相关，大多以执行功能障碍为突出表现，记忆障碍一般较轻。

（3）路易体痴呆：是常见的神经变性病之一，近年研究认为，其占老年期痴呆的15% ~ 20%，临床表现为波动性认知功能障碍、视幻觉和帕金森病样症状。

（4）额颞叶变性：是一组以进行性精神行为异常、执行功能障碍和语言损害为主要特征的痴呆症候群，它的某些亚型发病较晚，成为老年期痴呆的一部分。

（5）其他类型：帕金森病痴呆、特发性正常压力脑积水及肿瘤、感染、免疫、中毒、代谢性疾病引起的痴呆。

6. 痴呆的进展过程分成几个阶段

临床上常把痴呆的进展过程划分为三个阶段，但各阶段的症状和时期无明确分界，可有交叉和过渡，且不同类型痴呆的症状和生存期差异较大。

第一阶段：持续1 ~ 3年。

主要表现为记忆力下降，以近记忆下降为主，而对很久之前的“往事”记忆犹新。在日常生活中，“拿东忘西”的现象时有发生，如上街购物忘记把所买的东西拿回来，忘记买某些物品，去取东西时却忘记了要取什么，忘记刚刚接过的电话或刚说过的事，对新的人名、地名和日期的记忆尤为困难，去生疏的地方时由于不记得刚走过的路而无法返回等。在工作中也有体现，如主动性下降、不求进取、承担新任务时常常无法胜任。在此阶段中，由于常忘记东西放在何处，患者可伴有敏感、多疑，猜疑别人偷了自己的东西，因而与人产生争执、吵闹。情绪不稳定，易激惹，易伤感，有时有明显的焦虑、抑郁情绪。

在此阶段中，虽然工作质量、效率已有所下降，但原来熟悉的工作尚能维持，日常生活基本不受影响。因此，人们常误认为这是正常老化现象，导致疾病难以在早期被发现。

第二阶段：发病后 2 ~ 10 年。

这时，患者不仅近记忆下降明显，远记忆也受到损害，表现为记不清自己早先的经历，不记得过去所学的知识，甚至一般常识也忘记了。

同时，患者其他认知功能也在逐渐下降。如定向力障碍，表现为不知道如今的年月日，不知是上午还是下午、是白天还是黑夜，也不知是什么季节；不知身居何处，不认识家，特别是在搬新居后，出门常走失，找不到家，找不到厕所等；不认识邻居、同事，严重时不认识亲人，甚至分不清男女、不认识镜中的自己。理解力、判断力、计算力也明显下降，在与别人交谈时，不能理解别人所说的话，自己的语言也难以让别人理解，常常是文不对题、答非所问。语言功能也会受损，如叫不出某些物品的名字，说不清物品的用途，无法复述别人的话，说话的连贯性变差等。

随着痴呆的加重，患者焦虑及抑郁情绪减轻，而精神行为症状逐步突出。有的患者变得欣快、喋喋不休；有的患者则变得冷漠，对周围漠不关心、无动于衷。在痴呆加重之后，逐渐不再有原来的幻觉和妄想，或者变得断断续续。有人终日无所事事，呆坐一旁、少语少动；有人则终日忙碌于收集废物，重复无意义的动作，无目的地徘徊，夜间起床闹着出门等。

此阶段，患者已无法进行正常工作，日常生活也发生困难，如不会根据天气变化更换衣服，不能操持家务，不能外出与人交往，严重时吃饭、穿衣、洗漱都需要人协助。

第三阶段，指发病 8 ~ 12 年。

此期为全面痴呆，严重的智能障碍。患者与周围环境已不能正常接触，无法进行交谈，语言支离破碎，毫无意义。表情淡漠，无任何情感交流。终日坐卧不动，很少有肢体动作。肢体痉挛，站立及行走困难。生活完全不能自理，需要人照顾。

7. 痴呆有诊断的流程吗

痴呆是一类综合征，其诊断需要根据病史、一般体格检查、神经系统查体、神经心理评估、实验室及影像学检查结果综合分析得出。主要分为三个步骤。

（1）明确是否为痴呆

即确立痴呆的诊断。国际痴呆诊断标准主要包括：世界卫生组织的《国际疾病分类》第10版和美国精神病学会的《精神疾病诊断与统计手册》第5版。

认知功能、精神行为损害可以通过询问病史或神经心理评估证实，至少需要具备以下5项中的2项：①记忆及学习能力受损；②推理、判断及处理复杂任务等执行功能受损；③视空间能力受损；④语言功能受损（听、说、读、写）；⑤人格、行为或举止改变。对于既往智能正常，后来出现认知功能下降（记忆、执行、语言和视空间能力受损）和/或精神行为异常，影响工作及日常生活，且无法用谵妄及其他精神疾病来解释的患者，可以拟诊为痴呆。

（2）明确痴呆的病因

引起痴呆的病因很多，不同病因，治疗方式及预后不同。痴呆诊断确立后，要结合患者认知障碍的起病形式、病程进展特点、累及的认知域和精神行为症状的先后顺序及特征、既往史和体格检查获得的信息，对痴呆的病因做出初判。然后选择适当的辅助检查，最终确定痴呆的可能病因，尤其注意识别可治性、可逆性痴呆。

变性病性痴呆多隐袭起病，慢性进展性病程；非变性病性痴呆多急性起病，快速进展性病程。变性病性痴呆如表现为认知障碍和行为异常，则考虑AD、额颞叶变性、路易体痴呆等；如合并锥体外系症状，要考虑帕金森病痴呆、路易体痴呆、进行性核上性麻痹、皮质基底节综合征等；如合并运动神经元病症状，则需排除额颞叶变性合并肌萎缩侧索硬化。非变性病性痴呆中，大多数为血管性痴呆，其他原因则包括感染、代谢、中毒、自身免疫、肿瘤、外伤等，其中以克雅病、桥本氏脑病、Wernicke脑病、自身免疫性脑炎相对多见。由此，可确定大多数痴呆的病因。

（3）明确痴呆的严重程度

医生根据患者临床表现、日常能力受损情况或认知评估等确定痴呆的严重程度。临床常用的评估量表包括日常生活能力量表（ADL）、临床痴呆评定量表（CDR）、总体衰退量表（GDS）。日常生活能力减退是痴呆的核心症状，是诊断痴呆的必要标准，如果患者无法配合完成心理测查，可以根据以下标准判断痴呆的严重程度：①轻度：主要影响近记忆力，但患者仍能独立生活；②中度：较严重的记忆障碍，影响到患者的独立生活能力，可伴有尿便障碍；③重度：严重的智能损害，不能自理，完全依赖他人照顾，有明显的尿便障碍。

8. 诊断痴呆时，主要应了解哪些病史方面的内容

病史由患者家属以及共同工作生活的同事和朋友提供，一般与患者接触最多的人提供的信息更细致。

主要包括患者的起病方式、病程及患者的精神状态。是隐袭起病还是急性或亚急性起病，病程呈进行性加重还是阶梯样间断加重，病情是否有波动。这些对痴呆的分类及鉴别诊断很重要。既往史和家族史对诊断也很有帮助，尤其是对有遗传病因的痴呆者价值更大。

要从工作和生活两方面的表现，整体了解患者精神状态，如记忆、语言、视空间功能、理解、推断、决策能力、精神行为和人格改变等。询问记忆障碍时，要区分是否为近记忆减退，患者自诉的记忆减退是否源于注意力不集中，患者忘记的事情是否可以通过提醒回忆起来。了解语言障碍时，应考察患者言语流畅性、清晰性，是否存在命名性失语、词语理解障碍、语法缺失、复述障碍等情况。有些患者早期能完成熟悉的工作，询问病史时其会否认自己工作能力受到影响，但实际情况是，他的工作稍有变动时即会表现出能力下降，甚至无法应对。

在了解精神状态改变时，切忌只听家属或同事提供的结

论性判断，如记忆好或不好、工作正常或不正常，而是要询问具体表现，举例说明。脾气大、躁动不安、行为异常等症状不容易被遗漏，而淡漠和抑郁心境则容易被忽略。还应该了解有无知觉障碍，如幻视、幻听和错认。

9. 近半年易忘事，去医院诊断轻度认知障碍，它会进展为痴呆吗

在现实生活中，我们常发现相当多的老年人比同龄人更易忘事，但日常生活不受影响，还达不到痴呆的程度，其病因不能由已知的医学或神经精神疾病状况解释，因此学者就提出了轻度认知功能障碍（MCI）的概念。MCI是指记忆力或其他认知功能进行性减退，但不影响日常生活能力，且未达到痴呆的诊断标准。MCI诊断标准如下：①患者或知情者报告，或有经验的临床医师发现认知的损害；②存在一个或多个认知功能域损害的客观证据（来自认知测验）；③复杂的工具性日常能力可以有轻微损害，但保持独立的日常生活能力；④尚未达到痴呆的诊断标准。从临床上看，轻度认知损害的记忆损害与阿尔茨海默病的早期很相似。

关于MCI是否会演化为痴呆以及概率的问题，一直是科

学界的热门话题。目前研究观点认为，MCI 患者确实存在较高发生痴呆的危险性，欧美研究发现，MCI 人群的痴呆年转化率为 12%，高龄 MCI 人群的痴呆年转化率可达 31.4%，而正常老人只有 2.29%。由此可以发现，MCI 较普通人群痴呆发生率高 5 倍甚至 15 倍。而且，MCI 还是很多进展型痴呆的早期阶段，结合其病程特点，这部分人群后期一定会发展到痴呆阶段。当然，并不是所有的 MCI 患者都将转化为痴呆，其中约有 60% 轻度认知损害患者可保持认知能力稳定 2 ~ 3 年，其中可逆性原因所致的 MCI 甚至可以减轻和恢复正常。

因此，MCI 具有一定的异质性，包括两类人群，一部分为进展型（患者将会转化为痴呆），另一部分为非进展型（认知保留相对稳定）。有研究发现，进展型 MCI 患者的情景记忆损害较非进展型的明显严重，这与阿尔茨海默病痴呆前期表现一致。即刻回忆检查可区别进展型和非进展型 MCI，尤其当线索回忆的时候，进展型 MCI 患者往往损害较明显。词语流畅性或命名功能、注意力和执行功能、定向力和近记忆力等的损害对 MCI 的进展可能也有一定的预测价值。MCI 痴呆转化的危险因素包括：高龄、女性、低教育程度、遗传、血管性危险因素、不良生活习惯等。

10. 最近记性不好，注意力不集中，医院检查后诊断抑郁状态，如何区分抑郁和痴呆

事实上，中青年人也有很多因记忆力下降就诊于门诊，这些人往往伴有抑郁情绪、睡眠障碍、头晕头痛等症状，这导致其白天工作时注意力不集中，思绪烦乱，不能良好地思考问题，表现为记忆力减退，做事总犯错，感到自己不能胜任工作。

抑郁是临床误诊为痴呆的最常见原因。抑郁症主要表现为“三低”，即情绪低下、思维迟缓、精神运动性抑制。但是，抑郁症是由于情绪的低落导致思维迟缓及注意力不集中、日常信息处理减慢，进而表现为认知能力减退，而不是智能的低下。

情绪低落可表现为抑郁悲观、绝望、对任何事物都没有兴趣、“高兴不起来”“感到没意思”、对工作学习失去信心、回避交谈、疏远亲友、忧心忡忡。思维迟缓表现为患者自觉脑力迟钝，联想困难，思路闭塞，缺少主动言语，回答问题反应迟钝，低声细语，内容简单。精神运动性抑制表现为患者在情绪抑郁的基础上产生自责、自罪观念或妄想，生活被动，丧失了主动性，工作、学习都感到困难，活动很少，反应缓慢，卧床或独居一隅，懒于梳洗，以致吃饭、喝水都需要催促，并可出现自杀观念及行为。

若患者病程较短，抑郁相关症状不是很重，可以配合认知测评，经过专科医师识别认知减退的真正原因是抑郁导致的，经过正规抗抑郁治疗，症状是可以完全恢复的。在明确诊断原发性痴呆前，任何可能的抑郁综合征都应先治疗，这也为病因鉴别提供依据。

11. 许多精神病患者也会整天发呆、言语混乱，这与平常所说的痴呆一样吗

的确，许多精神疾病患者会表现出言语混乱、答非所问、少语缄默，再加上很多有妄想、幻觉、焦虑抑郁等症状，很容易让人觉得是不是糊涂了、痴呆了。

精神分裂症是常见的精神科疾病，临床症状复杂多样，可涉及感知觉、思维、情感等多个方面，个体之间症状差异很大，即使同一位患者在不同阶段或病期也可能表现出不同症状。最突出的感知觉障碍是幻觉，包括幻听、幻视、幻嗅等，幻听最为常见。思维障碍是精神分裂症的核心症状，主要包括思维形式障碍和思维内容障碍。思维形式障碍包括很多内容，其中思维奔逸、思维迟缓、病理性赘述、逻辑倒错等症状和痴呆的某些症状有相似性。妄想是最常见、最重要的思维内容障碍。最常出现的有被害妄想、关系妄想等，在部分患者身上也较为突出，对患者的思维、情感及行为产生影响。

情感淡漠及情感反应不协调是精神分裂症患者最常见的情感症状，不协调性兴奋、易激惹、抑郁及焦虑等症状也较常见。上述症状有的与痴呆症状类似，有的症状使患者的日常言语、行为、举止产生异常，并导致认知水平下降，出现如信息处理和注意、工作记忆、短时记忆以及学习、执行功能等认知缺陷。但这种认知下降是精神类疾病症状影响或抑制患者认知状态的展现，而不是患者本身智能下降所致。由于患者的基本思维和智能仍然存在，一般情况下，精神专科治疗后，认知减退会明显恢复，因此不是我们常说的痴呆症。

12. 到医院记忆门诊就诊时，医生让做神经心理量表检测，请问量表检测起什么作用

人的心理现象是复杂的神经、精神活动，很难直接或简单地测量，需要间接地通过对人多种行为的观察进行综合评价。诸多的量表承担了不同领域的对心理认知状态的评估，是衡量和检测心理活动的最有效的工具。目前，人们定义痴呆为多领域高级神经、精神机能减退的综合征，因此量表检测对诊断和认识痴呆有着极其重要的意义，而像头CT、头MRI、脑电图等影像学、电生理学检测手段是观察中枢神经系统结构和电活动的手段，无法替代量表的作用。痴呆的量

表检测不仅可以为临床提供定位诊断的症状学依据，同时它还为痴呆的临床诊断、疗效判定、疾病转归、预后评价提供了标准。此外，痴呆量表的检测也是痴呆患者智能康复的一种训练手段。

目前，关于痴呆诊断和评价的量表种类很多，并广泛应用于医学临床和科研领域。对于轻度认知障碍（MCI）筛查，可用蒙特利尔认知评估量表（MoCA）；记忆型 MCI 筛查，可用韦氏记忆量表；认知障碍整体筛查，可用简易精神状态量表（MMSE）、画钟测验（CDT）、长谷川痴呆量表（HDS）；认知功能的详细评估，可用阿尔茨海默病评定量表－认知部分（ADAS-Cog）；注意力检测，可用数字跨度、连线测试；日常生活能力检测，可用日常生活能力量表（ADL）、社会活动功能量表（FAQ）；精神行为症状评估，可用神经精神科问卷（NPI）；痴呆分级，可用临床痴呆评定量表（CDR）；鉴别诊断，可用 Hachinski 缺血量表（HIS）、汉密尔顿抑郁量表（HAMD）等。

从临床实际的角度出发，对痴呆患者的临床诊断以及症状评价往往并非单一的检测量表就能满足需要。我们常常需要根据评价的目的、对象，采用适当的针对不同方面的量表组合才能更为有效、真实、准确地反映患者的病情。

13. 对痴呆患者进行全面精神状态量表检查包括哪些方面，该如何选择

可以反映患者全面精神状态的量表很多，对于轻度认知障碍（MCI），可用蒙特利尔认知评估量表（MoCA）、临床痴呆评定量表（CDR）、总体衰退量表（GDS）；认知障碍整体检查，可用简易精神状态量表（MMSE）、画钟测验（CDT）、长谷川痴呆量表（HDS）、认知能力筛查量表（CASI）、简易智力检测量表（AMTS）；认知功能的详细评估，可用阿尔茨海默病评定量表－认知部分（ADAS-Cog）、严重损害量表（SIB）；日常生活能力评估，可用日常生活能力量表（ADL）、社会活动功能量表（FAQ）、痴呆残疾评估表（DAD）；精神行为症状评估，可用神经精神科问卷（NPI）、痴呆行为评定量表（Behavior-AD）；总体功能的评估，可用临床总体印象－变化量表（CGIC）等。

上述众多的量表可以对神经心理、认知功能进行总体评价，怎样才能选择出合适的量表对患者进行检测呢？我们应该遵循以下原则：病情指导、按需选择、循序渐进。

病情指导：医生应当对患者病情有全面的了解并做出初步的判断，在这个基础上选择临床心理评测才有方向和意义。如患者主要是记忆减退，我们会选择认知测查类量表；如果患者精神异常突出，我们会选择精神行为症状评估类

量表。

按需选择：医生应当在全面了解患者病情后，根据专业判断，选择适于患者使用的量表进行评测。如门诊就诊的患者，我们更倾向于选择筛查或简化类量表，这样可以更快地评估患者整体情况；对于住院患者，检查场所完备、时间充裕，我们会选择更全面细致的认知功能整体评估量表。

循序渐进：当我们通过筛查及全面评估量表中获得患者的认知损害域信息后，可以继续完善专门认知域量表的检测。如患者记忆障碍突出，可以进一步选择专门针对记忆检测的韦氏记忆量表等检查。

14. 医生是否就按照量表检测结果来判断一个患者是不是痴呆

用于评估痴呆的量表也并非十全十美，目前还没有也不可能有敏感性和特异性均达 100% 的量表。同时，各类量表的检测目的各有其侧重点，有的侧重于语言，有的侧重于执行功能的检测；有的侧重于认知功能，而有的侧重于社会、生活能力的检测；有的通过对患者本人的评价来了解痴呆的程度，而有的则通过对患者照料者的调查来了解患者的状况；有的可以用于痴呆的诊断，而有的则仅能用于痴呆的筛查。总之，尚没有一个量表能完全反映智能的全貌。所以，鉴于这些局限性，临床上对可疑痴呆患者进行诊断和评价时，一定要根据患者的具体情况，选择合适的量表和量表组合进行评价。任何一种量表的检测结果，均受很多种因素的影响，临床医生不能仅凭借患者的量表检测结果，就对患者的病情做出判断，而应该综合各方面的临床线索，客观、准确地对患者的状况做出评价。

另外，从痴呆的诊断标准来说，医生从来不会仅仅依靠某一个或几个量表来诊断痴呆。量表检测只是医生检测的辅助工具，是能够更加客观反映患者认知状态的手段。医生应该合理分析量表反映出来的问题，分析及获取其中真实有效的信息，结合患者整体情况对认知水平进行判断。除了认知状态，医生还会根据患者的起病特点、进展速度、是否存在症状波动、损伤的认知域分布、是否影响日常生活能力以及其他伴随症状、既往史等情况，综合分析后才能做出痴呆的诊断。

15. 医师为什么常称“老年性痴呆”为阿尔茨海默病

“老年性痴呆”是发生于老年人的一种认知和智能障碍的神经系统变性疾病。主要是由于正常的脑神经细胞大量非正常丢失，脑组织萎缩，导致智能持续广泛的损害。其临床特点是隐袭起病、持续进行的智能减退而无缓解。以近记忆减退为特点的记忆障碍是早期最突出的症状，随后可有语言障碍、失用、失认、失计算和判断能力下降，最后出现明显的智能障碍、行为异常及日常生活能力下降甚至丧失等。“老年性痴呆”之所以被称为阿尔茨海默病，是因为1907年德国精神科医生和神经解剖学家Alois Alzheimer首先报道了一位51岁的女性痴呆患者，该患者表现为进行性记忆障碍，找不到回自己住处的路，语言能力下降，包括命名障碍、错语和听理解障碍等认知能力障碍。患者病情逐渐恶化，4年半后死亡。病理解剖发现其脑组织，特别是海马组织明显萎缩，显微镜下可见神经元细胞数目减少，在许多神经元内有神经原纤维缠结产生，脑组织内出现大量的老年斑。因此，学界以Alzheimer（音译为阿尔茨海默）的名字命名该病为阿尔茨海默病，也称为阿尔茨海默病性痴呆。

16. 阿尔茨海默病能遗传吗

阿尔茨海默病（AD）的病因尚不清楚，大量研究表明，阿尔茨海默病的发生可能是多种病因相互作用的结果。目前存在各种致病假说，主要包括遗传、中枢神经递质代谢障碍、神经元凋亡、自由基、脑内自身免疫性反应、细胞骨架改变、微量元素、褪黑素缺乏、雌激素、病毒感染等。

流行病学调查发现，阿尔茨海默病患者的亲属有很大的患病危险性。根据是否有家族史可将阿尔茨海默病分为家族性和散发性阿尔茨海默病，其中家族性阿尔茨海默病约占15%，散发性阿尔茨海默病约占85%。也就是说阿尔茨海默病有较强的基因相关性，有部分患者具有显著的家庭遗传特点。通过应用分子生物学技术，目前已发现有3个致病基因及多个风险基因与阿尔茨海默病关系密切。除了基因及家族因素，年龄、性别、脑血管病及危险因素、教育程度、脑力/体力活动等其他因素也会影响阿尔茨海默病的发病，如高龄、女性、既往脑血管病、低教育水平、脑力活动少均会增加发病风险。详见“何种因素容易导致阿尔茨海默病发生”部分。

总之，阿尔茨海默病具有一定的遗传性，与多种基因相关。但在阿尔茨海默病的发病中，遗传因素只是其中的一个方面，许多后天非遗传因素可能起着更重要的作用。

17. 如何诊断阿尔茨海默病，应该做哪些辅助检查

阿尔茨海默病明确诊断需要对脑组织进行病理检查来证实。所以生前诊断主要依靠确证的临床资料、神经心理、影像学及病理标志物检查。

第一个国际公认的AD诊断标准是1984年发表的美国国立神经语言障碍卒中研究所和阿尔茨海默病及相关疾病协

会联合工作小组（NINCDS-ADRDA）标准。2000年更新的DSM-Ⅳ-R标准也广泛应用。这两个标准都包含3个方面：①首先符合痴呆的标准；②痴呆的发生和发展符合隐袭起病、缓慢进展加重的AD特征；③需要排除其他原因导致的痴呆。

2007年国际工作组（IWG）发表了NINCDS-ADRDA诊断标准的修订版，即IWG-1标准，这是此标准发表23年以来首次修订。新标准打破了既往AD需要排除其他诊断才能拟诊的模式，首次将生物标志物纳入进来，并提出AD是一个连续的过程，强调情景记忆损害是AD的核心特征。2011年美国国立老化研究所和阿尔茨海默病协会（NIA-AA）发布了NIA-AA标准，进一步强调了AD病程的连续性，指出AD患者病理生理学改变出现在症状之前15～20年，提出了AD临床前阶段，这将AD诊断时机大大提前了。2014年IWG更新了2007年的标准，即IWG-2标准，首次将AD生物标志物分为诊断标志物和进展标志物。β-淀粉样蛋白（Aβ）、tau蛋白及AD的致病基因为诊断标志物，只要患者脑内存在这些改变，对诊断有很大意义。而结构核磁成像MRI及FDG-PET为进展标志物，患者脑组织萎缩及代谢率降低提示病情进展加重。此外，IWG-2标准还提出了非典型AD，如后皮质萎缩变异型AD（PCA）、Logopenic失语变异型 AD（LvPPA）、额叶变异型 AD（fvAD）以及混合性 AD，如 AD 混合脑血管病及路易体痴呆。

2018 年 1 月，美国食品药品监督管理局（FDA）推荐今后的阿尔茨海默病临床试验应用由 NIA-AA 提出的 AD 的 ATN 研究作为诊断标准，ATN 标准中的生物标志物包括：Aβ（A）；病理性 tau，包括总 tau 和磷酸化 tau（T）和神经变性（N）。这是对近 20 年来，AD 的生物标志物组合指导 AD 临床早期干预标准化的重要突破。

我们了解上述诊断标准后，可以发现影像学检查对 AD 的诊断越来越重要，特别是涉及生物标志物方面。结合临床应用的情况，目前头部结构核磁 MRI 和 PET 应用得比较多，我们详细介绍一下。

（1）核磁共振成像（MRI）：显示脑解剖结构比 CT 更加清晰，结合分析颅脑轴位、冠状位和矢状位成像，能更准确地显示阿尔茨海默病患者的脑萎缩，特别是海马萎缩。同样，应用 MRI 也可进行脑内结构的线性、面积和体积测量。不同时期进行 MRI 检查，可以观察患者脑萎缩的动态改变，评估病情进展。

（2）正电子发射计算机断层显像（PET）：PET 也是一种借助扫描放射性示踪剂在人体内的运动，获得细胞代谢信息并用以成像的核医学技术。阿尔茨海默病患者 PET 检查可发现脑葡萄糖代谢普遍下降，95% 的患者葡萄糖代谢下降与痴呆的严重程度一致。更重要的是，目前病理蛋白示踪剂的发明，让 PET 成为发现 AD 生物标志物的有力武器。我们只需给患者静脉打药，利用 PET-CT 扫描成像后，就可以看到 Aβ 和 tau 蛋白在脑内的分布，这为早期、精准诊断 AD 提供可能。

18. 阿尔茨海默病如何做到早期诊断

早期诊断阿尔茨海默病一直是医生及科研人员长期以来追求的目标。这是因为当 AD 发展到中、后期临床症状比较明显时，脑中已经出现了明显的神经病理改变，神经元丢失已经非常严重，这时启动治疗效果就很有限了。我们想做到早期诊断，首先就需要了解 AD 的整个病程及不同分期的特点。

阿尔茨海默病是一种慢性进行性神经变性疾病，整个病程是一个连续发展的过程。目前认为，β－淀粉样蛋白和过度磷酸化的微管相关蛋白 Tau 的过度沉积，是最终导致老年斑、神经原纤维缠结和神经元丢失的关键因素。这些病理改变对神经系统的损害会逐步产生阿尔茨海默病的相关症状，但它们和临床症状出现的时间并不完全一致。随着对疾病认识的逐步深入，我们发现阿尔茨海默病最开始出现 β－淀粉样蛋白沉积，然后出现 tau 蛋白过度磷酸化并缠结，这些病理改变会导致神经元丢失，出现脑萎缩，最后才会出现临床症状。临床症状又可以分为三个阶段：第一，患者出现记忆减退等症状，但是在医院检查后并没有发现明确的认知障碍，这目前被称为主观认知障碍；第二，医生可以检测出患者的认知障碍症状，但该症状并没有影响患者的日常生活能力，这就是轻度认知障碍（MCI）；第三，认知障碍症状加重到一定程度，导致患者日常生活能力损害，这就是痴呆阶段。同样痴呆阶段也可以按症状严重程度分为轻度、中度和重度痴呆。

从上述 AD 疾病自然过程分析，只有轻症阶段的患者才是可以识别且可以有效干预的人群，这就包括 MCI 和轻度痴呆的患者，特别是前者。为了做好早期诊断，应该做到以下三点：①患者自身要做到早期就诊。当个人发现自己有记忆障碍及其他认知功能障碍的症状时，应该尽早到神经内科记忆门诊就诊，只有早到医院，才可能早期识别疾病。如果只把这些症状当作老年人正常老化的症状，其中的 AD 患者最佳就诊时机就会被浪费掉。②专科医生要对患者做全面认知相关检查。医生对患者要进行详细的问诊、查体，进行量表和影像学检查，最终综合分析患者是否罹患 AD。③对于诊断困难的患者，可应用生物标志物检查。AD 早期症状和颅内改变相对轻，有时症状不典型，导致医生诊断困难，这就需要我们应用生物标志物辅助诊断。可以行腰椎穿刺术后做脑脊液 Aβ42 和 tau 蛋白检测，或进行 β-淀粉样蛋白及 tau PET 检测，这样可以通过病理标志物加强医生的诊断能力。医生和患者做好以上三方面，将大大提高 AD 早期诊断的可能性，为治疗提供更大的空间。

19. 如何判断阿尔茨海默病的严重程度

阿尔茨海默病实际上是一个从无症状到有症状，从轻微症状到严重症状的连续的过程，对于无症状和主观认知障碍阶段，因识别有限，在此不列入疾病严重程度的分度。病程其他阶段大致可以分为四个部分。

轻度认知障碍：持续时间 1 ～ 5 年不等，此阶段主要以记忆力减退为主要表现，患者总体认知能力已经出现损害，但日常工作和生活能力不受影响。对于新的难度较高的任务，患者可能无法很好地完成。

轻度痴呆阶段：一般持续时间为 1 ～ 2 年，具体表现为：记忆力越来越差，影响工作和家务劳动；忘记日常生活用品的名称，出现命名障碍，即知道这个东西是什么，但就是找不出合适的词来表达；不太容易理解数字的意义；对平时喜爱的活动丧失兴趣等。

中度痴呆阶段：持续时间通常为1～3年。具体表现为：无法认识亲近的朋友和家人；判断力降低，四处游走，易迷失方向，不能回家；越来越糊涂和焦虑；人格发生改变，开朗的人可变得抑郁、自私和暴躁；忘记怎样穿衣、刷牙等日常活动；产生错觉、失眠等。

重度痴呆阶段：一般也持续1～3年。具体表现为：记不得任何事情或新信息，不认得家人；丧失使用词语和理解词语的能力，但是对音乐、接触和眼神交流仍有反应；吃饭和吞咽困难；生活不能自理，大小便失禁，卧床不起。

20. 什么是血管性痴呆

脑血管病在我国的发病率很高，这可能与生活条件不断提高，很多人饮食无节制，导致“三高”增多有关。虽然近年来出现了很多包括溶栓、取栓在内的治疗方式，但由于急性脑血管病本身损伤重、治疗时间窗短的特点，仍然有很高的致残率，而且也是我国头号的死亡原因。罹患脑血管病的患者很多会留下后遗症，有的人会偏瘫，有的人会变“傻”，后者实际上就属于血管性痴呆。

1993年Hachinski教授首次提出了血管性认知障碍（VCI）的概念，VCI是指由血管危险因素（血管病变如动脉粥样硬化、脑淀粉样血管病、免疫等血管炎病变、既往卒中事件，还有卒中危险因素如高血压、糖尿病、高脂血症等）导致和/或血管因素相关的认知功能损害，包括从轻度认知功能损害到痴呆的整个过程。VCI涵盖所有与血管因素相关的认知损害，可单独发生或与AD合并存在。

血管性痴呆（VaD）是VCI中比较严重的类型，患者的认知障碍必须达到痴呆的程度，智能全面衰退以致影响日常生活，它也是老年期痴呆中第二位重要的疾病。VaD认知损害通常包括执行功能、注意力、语言、视空间、情绪与行为及记忆力等一系列的症状与体征，并且往往持续半年以上。其中以执行功能、注意力损害最为显著，表现为患者不能做出计划，不能进行创新性的工作，不能根据规则进行自我调整，不能对多件事进行统筹安排。

21. 引起血管性痴呆的病因有哪些

血管性痴呆实际上是由血管危险因素引起血管病变，继而导致脑损害和痴呆的发生。从病因角度可以分为危险因素和直接病因。

（1）危险因素

高血压、糖尿病、冠心病、房颤、代谢综合征、不良饮食习惯、烟酒嗜好、肥胖、体力活动少等是脑血管病的主要危险因素。上述疾病和习惯如果持续控制不佳，会损伤颅内外动脉，导致动脉粥样硬化、血栓形成或破裂，很容易导致脑血管病和脑组织损伤，因此它们也是血管性痴呆的危险因素。所以，预防血管性痴呆要从预防脑血管病危险因素开始。

（2）直接病因

①脑梗死：脑梗死又称为缺血性卒中，是指因脑部血液循环障碍，导致缺血缺氧所致的局限性脑组织的缺血性坏死或软化。脑梗死分为五种类型：大动脉粥样硬化型、心源性栓塞型、小动脉闭塞型、其他明确病因型和不明原因型。前三种类型最为多见：大动脉粥样硬化及血栓形成后，导致动脉狭窄，相关范围内脑组织持续缺血缺氧，最终可导致脑梗死；房颤等患者的心脏左心耳内部会形成血栓，在血液冲刷下会向远处脱落，如果血栓堵塞颅内动脉，就会产生急性脑梗死甚至大面积脑梗死，这两种情况对认知损害程度往往较重；高血压等原因导致小动脉玻璃样变引起小动脉闭塞，产生较小体积的脑梗死，但如果发生在关键部位或个数较多，也可以产生比较严重的认知损害。

②脑出血：脑出血是指原发性非外伤性脑实质内出血，也称自发性脑出血，因为发病急、症状重，是急性脑血管病中病死率最高的。其发病原因多为长期高血压，小动脉发生玻璃样变及纤维素性坏死；在血流的冲击下，血管壁也会形

成小动脉瘤；当血压骤然升高或剧烈波动时，血管容易破裂导致脑出血。高血压脑出血往往位于基底节区，多数以偏瘫等肢体症状为主，但如果损伤较广或累及丘脑、大脑半球，也会出现认知障碍。其他如脑淀粉样血管病、脑动静脉畸形、烟雾病、血液病等可导致脑叶出血、大脑皮层的损伤，更容易出现认知障碍，是血管性痴呆很重要的原因。

③颅内静脉系统血栓形成：是由多种病因所致的脑静脉回流受阻的一组血管病，包括颅内静脉窦和静脉血栓形成。本病病因复杂，如感染性疾病、产褥期、口服避孕药、手术后及多种严重内科疾病均可诱发凝血功能异常导致颅内静脉系统血栓形成。发病形式多样，绝大多数有头痛症状。大脑都是由动脉供血，血液经静脉流出，如果静脉系统受阻严重，必然会影响动脉血的流入，导致脑组织缺血缺氧。如果形成静脉性梗死，就会造成脑功能损伤，出现认知障碍症状。

22. 如何诊断血管性痴呆

早先 VaD 的国际诊断标准有：DSM-IV 标准、ICD-10 标准、美国加利福尼亚阿尔茨海默病诊断和治疗中心（ADDTC）标准、美国国立神经疾病和卒中研究院 / 瑞士神经科学研究国际协会（NINDS-AIREN）标准。新近更新的标准包括：

中国痴呆与认知障碍2011年标准、美国卒中协会/美国心脏协会（ASA/AHA）2011年标准、美国精神协会2013年标准（DSM-V）、血管性行为认知障碍（Vas-Cog）2014年标准、2018年由全球27个国家的专家共同参与制定的血管损伤认知障碍分类研究共识（VICCCS）及2019年中国血管性认知障碍诊治指南的标准。

这些诊断标准基本涵盖了3个方面：①首先符合痴呆的标准；②有脑血管病变的证据；③痴呆和脑血管病之间有因果关系。临床科学家以病理诊断为金标准，发现多个标准的敏感度较低，但特异度较高。综合来看，ADDTC标准可能在敏感度和特异度之间均衡较好。Knopman等发现与其他标准相比，DSM-IV标准的敏感度较高，但特异性较差，而NINDS-AIREN标准很可能是VaD标准特异度最高（97%）的，但敏感性最差（17%）。

目前我们可以按照中国2019年血管性认知障碍诊治指南的标准或2014年Vas-Cog发布的VaD或血管性认知障碍的诊断标准进行诊断。

23. 有没有一个简单的方法帮助区别血管性痴呆和阿尔茨海默病

血管性痴呆和阿尔茨海默病病因不同，疾病发展过程各异，临床及影像学表现也都各有特点，基于这些方面，我们总结二者特点如下，以便于区别。

	血管性痴呆	阿尔茨海默病
起病	突然起病	隐袭起病
病程	阶梯式加重	缓慢进展
脑血管病危险因素	大多有高血压、糖尿病、冠心病等危险因素	多数没有
卒中	往往在卒中后出现认知障碍	多数没有卒中病史
临床表现	执行功能下降，记忆损害较轻	空间记忆障碍突出
局灶性症状	往往伴有脑血管病所致的肢体无力、麻木及言语不利等症状	一般没有局灶性症状
夜间谵妄	较多	较少
影像学改变	头 CT、MRI 可见脑实质中存在与症状相关的梗死及软化灶	多数仅见皮层和海马组织的萎缩

24. 阿尔茨海默病患者常有哪些特征性表现

（1）记忆力减退：患者在疾病早期出现丢三落四，总是记不清最近发生的或预约的事情，忘记刚才说过的话，总是重复问相同的问题，甚至有时忘记不常见亲人的面容和名字。随着病情加重，对过去发生的事情有的也记不清楚，不能回忆起来。

（2）注意力障碍：患者注意力不集中，易受外界刺激影响，无法专注做事，做事优柔寡断、拖拖拉拉。

（3）执行功能障碍：患者经常忘记做事的先后顺序，包括简单的日常事务和多年的习惯。如忘记如何使用洗衣机、电视机、扳手，忘记如何炒菜、洗碗、沏茶，甚至无法完成穿衣、脱鞋。

（4）语言障碍：患者可以出现言语不流利，找词困难，答非所问，词不达意，无法复述别人的话，叫不出物品和人的名字，甚至有的患者言语混乱，别人完全无法理解。

（5）定向力障碍：患者对时间、地点、人物及自身状态出现识别困难。例如，分不清当时的时间，分不清早晚，甚至无法识别年、月、日和季节；患者无法识别所处的位置，甚至不知道自己家住哪里；不能辨识周围环境中的人物身份和自身的关系，如不知道旁边的人是医生、不认识自己家人；

严重的患者不知道自己的名字、年龄和职业等。

（6）逻辑思维能力减退：患者不能通过推理找寻事物或词语之间的关系和区别，如不能区分两人的年龄谁大谁小，不能推断不同价格哪个贵哪个便宜，无法抽象归纳两件事物的相同点，仅能具体表达它们的用处。

（7）精神行为异常及人格改变：可以出现幻觉，看到不存在的东西，听到不存在的声音；出现妄想，总怀疑别人监视或害自己，总觉得爱人背叛自己；脾气变大，很小的事情就会生气、骂人，无法和别人相处；出现行为异常，如收集无用的物品，反复去洗手间或游荡，不注意卫生，社交场合没有礼节，甚至随地大小便。

25. 哪些早期症状提示可能存在阿尔茨海默病

阿尔茨海默病的认知症状是一个连续的发展过程，在主观认知障碍和轻度认知障碍阶段，也会有轻微的认知障碍症状表现出来。如果在这个阶段患者自己或医生可以早期识别，则有助于早期诊断，为之后的治疗提供更大空间。

丢三落四是老年人最常见的症状，自己的东西放在哪不记得、找不到。最近说过的话和做过的事，有些内容不记得，别人提醒时也回忆不起来。准备外出买三种物品，结果只买两种，或者物品忘记带回家。炒菜时忘记放盐或者多次加盐等。这些都是记忆减退相关的症状，有一部分是早期阿尔茨海默病的表现。

记忆障碍是阿尔茨海默病最常见和突出的症状，而其他症状也会在早期表现出来。例如，平时很果断的人，现在做事比较犹豫；经常做的事情，现在做起来没有以前那么好了；说话连贯性没有以前好，复述能力减退，想不起物品或人的名字；思维减慢，复杂问题处理能力减退；出现焦虑，脾气变大，没有耐心，情绪低落及睡眠障碍。

存在上述类似症状的人，特别是老年人，应该早期到医院就诊，医生会进行详细正规的检查，明确是否为疾病所致，患者自己不能只靠主观臆测和道听途说来诊断。

26. 岁数大就容易健忘，到医院检查后医生说不是痴呆，这是怎么回事

健忘在老年人群中很常见，记忆门诊中以健忘为主诉就诊的患者比例非常高，大家都非常关心自己是不是得痴呆了，来诊后完善各项认知量表检查，但结果没有异常，医生会告知并没有认知障碍，更不是痴呆。那健忘和痴呆的主要区别是什么？我们自己能否初步判断呢？

健忘表现为记忆减退、丢三落四，同时，这也是痴呆早期常见的症状。虽然症状表现极为相似，但老年健忘与痴呆相关的记忆减退转归完全不同，所以，鉴别是正常的老年健忘还是轻度的痴呆非常重要。健忘是大多数老年人的常见主诉。具体说，健忘者记得有某件事，一时想不起来，事后可重新想起，或可因提醒及事物间联系而想起来。而痴呆患者则表现为遗忘，虽然经历或记忆过相关事件，但回忆时根本想不起来，哪怕提醒也根本没有印象，这是记忆形成过程受损所致。正常老人除了健忘，几乎没有视空间、语言、理解、判断、执行功能等其他认知域损害，生活能力良好。而痴呆患者除记忆障碍外，还有其他多个认知域损害表现，随病情的进展，日常生活逐渐不能自理。上述内容为二者各自特点，对鉴别病因有益，但欲明确原因，还是需要就诊后的详细检查及长期动态观察。

尽管健忘是良性病变，但由于痴呆常见的早期症状就是记忆减退，是疾病进展的早期信号，它与健忘的症状非常接近，因此，当患者出现上述症状时，还是应该及时就诊，通过辅助检查以及临床医生的专业经验帮助判断是何种情况，千万不能自己主观臆断，以免耽误疾病的诊断和治疗。

27. 阿尔茨海默病患者一定会有典型的临床表现吗

阿尔茨海默病典型的临床表现就是空间记忆障碍，患者表现为对时间、地点、人物的记忆形成障碍。临床医生很大程度上会根据患者的这个突出表现来协助判断是否为阿尔茨海默病。但是，随着对疾病发病机制、病理改变了解的深入，科学家发现阿尔茨海默病患者不是都表现为上述典型的症状，有些患者表现为言语障碍，如言语不流利、发音困难、语句内容不丰富、无法重复别人的话；有些患者表现为额叶损伤的症状，如易发脾气、躁动不安、礼仪缺失、行为异常、情绪低落等；有些患者表现为视觉障碍，但眼科检查一切正常。上述患者早期其他临床表现相对较轻，只有当病情严重时，典型表现才会逐步加重并表现出来。这部分患者脑部的病理改变与典型阿尔茨海默病是一致的，目前被称为非典型阿尔茨海默病。

因此，阿尔茨海默病并不一定出现典型表现，如果患者临床表现为上述非典型症状，我们不该轻易否定阿尔茨海默病的诊断。应该更细致地明确认知受损领域，更仔细地查阅患者的脑影像学检查，实在无法区分的可以查病理标志物，如 Aβ-PET、腰穿脑脊液 Aβ、总 tau、磷酸化 tau 水平及基因检测，以协助明确诊断。

28. 血管性痴呆的症状与阿尔茨海默病有何不同

病因学明显不同：血管性痴呆是脑血管病损伤脑组织后导致的认知功能障碍，而阿尔茨海默病是由神经元退行性改变所致。病程演变不同：前者往往是急性起病、阶梯性进展，后者是隐袭起病，缓慢进展。另外，由于前者往往合并明确的卒中病史，因此症状具有明显的脑血管病特征，认知障碍受损领域与后者也有很大的不同。

总体上来说，阿尔茨海默病最突出的症状是记忆力减退。记忆是指信息在脑内的储存和提取，包括编码、储存和提取3个部分。记忆可以分为工作记忆、情景记忆、语义记忆和内隐记忆。阿尔茨海默病由于海马和内侧颞叶萎缩而损害信息的储存，患者会出现严重的情景记忆障碍，经过线索提示和再认，患者仍不能良好回忆，这是诊断最核心的内容，表现为记不住近期发生的事情、说过的话，也会有明显的视空间/定向力障碍，如不能临摹立体图形，不能正确组装积木，不知道自己身处何处/家住哪里、当天的日期/星期几，甚至不认识熟悉的人和自己。而血管性痴呆主要累及信息的提取，记忆功能则相对保留，通过线索提示和再认患者能够较好地回忆。

血管性痴呆最突出的症状是执行功能和注意力障碍。执行功能是指有效地启动并完成有目的活动的能力，涉及计划、启动、顺序、运行、反馈、决策和判断，是一个非常复杂的过程。执行功能障碍常影响语言流畅性，使患者语量减少、言语刻板、思维固化、信息提取障碍，还会导致注意力缺陷。血管性痴呆主要表现为不知道如何完成一个较为复杂的任务，如画图和画钟，抽象、概括、推理和判断能力减退，适应能力和信息处理速度减低；因为无法集中注意力，抗干扰能力减退，语音流畅性、数字广度及数字连线等测验难以完成，甚至影响患者简单计算的能力。阿尔茨海默病患者的执行功能相对保留，只有严重痴呆阶段才会有显著下降，这是区别于血管性痴呆的重要鉴别点。

语言是交流的手段和工具，包括对文字的理解和运用。因脑部病变引起语言能力的受损或丧失称为失语，失语是痴呆的常见症状。阿尔茨海默病患者可以存在显著语言障碍，早期出现找词困难、语言空洞、理解能力轻度受损。随病情进展，阅读和书写能力出现明显减退。重度患者出现刻板言语，最后发展为缄默。而血管性痴呆患者因为梗死部位的不同，可以出现不同的失语类型，如运动性失语（无法说话）、感觉性失语（无法理解语言）、命名性失语（无法说出物品名字）、失读（无法阅读文字）和失写（无法写字）等。

29. 患者出现精神行为症状就是痴呆吗

我们知道，痴呆患者除了认知功能障碍之外，还会伴发很多精神行为症状（BPSD），研究发现，约70%的痴呆患者会伴有至少一种BPSD症状。

（1）焦虑或抑郁：表现为情绪低落、易紧张、敏感多疑、坐立不安、反复去卫生间大小便、对自己身体情况过度担心，甚至有消极想法。这些症状通常出现在疾病早期，有时会被误认为老年抑郁症。

（2）偏执和猜疑：表现为多疑警惕，与别人难以相处，总认为别人做了不利于自己的事情。有的患者疑心别人偷了自己的财物，对照料者充满敌意，由于本身记忆减退，常常记不得自己把物品放在哪，更加怀疑别人，于是把物品放得更加隐蔽，导致自己更找不到，形成恶性循环。还有人认为配偶对自己不忠，或者坚信某些没有发生的事情，为此，长期忧心忡忡。

（3）脾气暴躁和伤人毁物：患者脾气性格变得与以往不同，易激惹，脾气恶劣，骂人，冲动时会毁物伤人。

（4）兴奋和恐惧：表现为行为和言语增多，易恐惧、躁动和喊叫。少数患者有性兴奋表现，言语行为轻佻、不检点。

（5）重复言语和刻板动作：由于记忆减退，患者会反复问相同的问题、说同一件事。有些患者重复做无意义的行为，如反复卷起衣角、翻抽屉、摸索物品等。

（6）日夜颠倒和游荡：患者睡眠节律紊乱，白天睡觉，晚上起床活动，在房间内漫游，反复上厕所或做无意义的事情。有时敲敲打打或走到其他房间，甚至外出游荡。

（7）幻觉和妄想：幻觉以视幻觉多见，患者会描述见到房间里有不存在的东西，如称看见虫子、不认识或故去的人、恐怖的图像等。妄想是指患者坚信某件不存在的事情，如坚信邻居偷窥并存心害他，怀疑配偶与他人有不正当关系等。

（8）幼稚和淡漠：患者对某位照料者异常依赖，有时甚至不让其离开，一会儿看不见就惊慌失措甚至大喊大叫，拒绝其他人的照料，以及其他幼稚的行为。患者对以往喜欢的事情失去兴趣，对家人漠不关心，情感缺失、空洞。

上述 BPSD 症状群可以在不同类型痴呆的早期出现，或者为典型症状，对疾病的诊断有着至关重要的作用。但我们不能只依赖精神行为症状诊断痴呆，神经内科还有很多其他疾病也会表现出上述症状，如脑血管病、脑炎、桥本氏脑病、Wernicke 脑病、肺性脑病、肝性脑病、肾性脑病、中毒性脑病等。且很多精神系统疾病本身就表现为精神行为症状，这是我们需要鉴别的重要因素。

对于以精神行为障碍为突出表现的患者，我们应更加详细地了解发病过程、具体症状、既往病史，进行详细查体、精准检查，以明确疾病诊断，不能笼统地将其直接划入痴呆的诊断范畴。

30. 何种因素容易导致阿尔茨海默病发生

阿尔茨海默病是痴呆最重要的病因。AD 致残率高，患者晚期会丧失独立生活的能力，需要由他人照料，给社会和家庭带来了沉重的经济和护理负担。然而，目前仍然缺乏治愈 AD 的有效药物。因此，了解 AD 发病的危险因素，于发病早期积极开展干预和预防，进而降低或延迟 AD 的发病，这是减少 AD 损害的有效办法。

危险因素通常与疾病的发病或结局相关，也可能部分参与疾病致病机制，具有危险因素的患者发病风险明显增高。AD 危险因素的分类方法很多，在此我们将其分为两类，即不可干预的和可干预的危险因素。

（1）不可干预的危险因素

①年龄：年龄是 AD 最重要的危险因素，大多数散发性 AD 是在 65 岁以后起病的，且多个国家的流行病学研究均发现 AD 发病率随着年龄的增大而明显升高。65 岁及以上人群中，AD 的患病率每 6.1 年会增高一倍，85 岁以后患病率会增长到 20% ~ 30%，也就是每四位老人就会有一位罹患

AD。要注意的是，AD 有自身的发病机制，虽然与年龄密切相关，但它并不是老龄化的必然结果，且单独的老龄化也并不足以导致 AD 的发生。

②性别：荟萃分析研究的结果显示，男性比女性的痴呆患病率低 19% ~ 29%，造成这种差别的原因可能是因为女性的寿命比男性长，而高龄人群的痴呆发病率更高。

③遗传因素：遗传因素是 AD 最明确的危险因素之一，包括致病基因和风险基因。

目前已知的 AD 致病基因包括：位于 21 号染色体的淀粉样蛋白前体基因（APP）、位于 14 号染色体的早老素 -1 基因（PS1）和位于 1 号染色体的早老素 -2 基因（PS2）。携带有 APP 和 PS1 基因突变的人群一定会发展为 AD，而携带 PS2 基因突变的人群有 95% 的概率发展为 AD。携带有上述致病基因的 AD 患者占总 AD 患者的 5%，这部分人大多在 65 岁之前就会起病。

在 AD 的风险基因中，最被认可的是载脂蛋白 E 基因（APOE）。该基因位于 19 号染色体上，有 ε2、ε3、ε4 三种等位基因，ε3 的携带率最高为 60%。研究证实，APOE ε4 等位基因参与 β- 淀粉样蛋白（Aβ）的生成，也会影响 tau 蛋白与微管连接的稳定性而导致神经纤维缠结的产生，这些都会导致 AD 发生风险增加。携带一个 APOE ε4 等位基因的人群，罹患 AD 的风险为正常人的 3.2 倍，而携带两个 APOE ε4 等位基因的人群，发病风险为正常人的 8 ~ 12 倍。

④家族史：虽然有家族史不代表着一定罹患 AD，但如果一级亲属（父母、兄弟姐妹）确诊 AD，个人最终发展为 AD 的风险会增加 10% ~ 30%。如果一个家庭中有 2 名或以上的同胞罹患 AD，家庭成员发展为 AD 的风险为普通人的 3 倍。

（2）可干预的危险因素

①心脑血管疾病：多种脑血管病，如脑梗死、脑出血、脑小血管病等均会增加 AD 的患病风险。研究证实，不同脑血管病的影像学及病理标志物与 AD 发病风险增高相关，脑血管病也常常与 AD 同时存在。接近 50% 的病理证实，AD 患者脑内均有血管性病理改变，而大约 1/3 的血管性痴呆患者脑内存在 AD 样病理改变，这说明脑血管病与 AD 之间有错综复杂的紧密联系。心血管病，如冠心病、心肌梗死、心衰等也与 AD 的发病风险增高相关，这可能与此类患者多合并高血压、高血脂等血管性危险因素有关。25% 的心衰患者伴有认知功能减退，损害可累及记忆和信息处理等多个方面。

②血管性危险因素：不同年龄的血压异常均会增加 AD 的发病风险。一项 3707 例人群的研究发现，中年期未经治疗的收缩期或舒张期高血压与 25 年后的痴呆发病相关，同时也

与脑萎缩、老年斑及神经原纤维缠结等病理改变相关。合理的降压治疗可以降低痴呆风险和改善认知功能。一项 75 岁及以上老年人随访 6 ~ 9 年的研究显示，老年期低血压可促进 AD 的发生，也会加重 AD 的临床症状。这说明合理降压对预防 AD 至关重要。

血脂水平与 AD 发病风险的关系研究缺乏一致性，但总体上来说，中年期血脂水平与 AD 发病风险关系的研究提示总胆固醇或低密度脂蛋白胆固醇（LDL-C）水平增高会增加 AD 发病风险。一项队列研究显示，中年期血总胆固醇水平增高导致 AD 发病风险提高 3 倍，而与 APOE 基因型、教育水平、吸烟、饮酒等其他几种因素无关。

中年期糖尿病会导致 AD 的发病风险增加将近一倍，但老年期血糖水平的作用仍不明确。同样，有的研究提示糖尿病可增加患者脑内的老年斑和神经原纤维缠结，而其他研究没有观察到这种现象，仍有争议。

中年期腹型肥胖使 AD 的发病风险增加 59%。脂肪组织会导致胰岛素抵抗、晚期糖基化终末产物增多、脂肪细胞因子水平增高，这些是 AD 风险增加的原因。而老年期体重过低则与 5 年后 AD 发病风险增高相关，这种体重减轻可能反映了认知功能减退对患者身体的早期影响。

吸烟能够增加 AD 的发病风险，这已经获得学界广泛认同。过量饮酒本身就会导致酒精性痴呆，中年期大量饮酒会将 AD 发病风险增加 3 倍。吸烟、饮酒对 AD 发病风险的影响在表达 APOE ε4 等位基因的人群中更为显著。另外，有研究发现，少到中量饮酒能够降低 AD 和痴呆发病风险。

饮食与 AD 发病风险一直受到广泛关注。饱和脂肪酸的过多摄入会增加 AD 的发病风险。而地中海饮食，即摄入鱼类、水果蔬菜、橄榄油，适度饮用红酒和少食红肉，可以降低 AD 发病风险。而维生素 B_{12}、维生素 C、维生素 E 及叶酸对认知的保护作用，目前尚无定论。

③教育水平：即使在携带 APOE ε4 等位基因的个体中，多项研究也一致性地证实了高教育水平对 AD 发病的保护作用。无论脑脊液中 Aβ 水平如何，高教育水平均能够保护认知功能免受脑白质病变影响。这种保护作用可能与认知储备的增高有关，虽然并不减轻脑内 AD 病理改变，但可以提高出现认知功能损害临床症状的阈值。

④体力和脑力活动：中年期的规律体力活动可以降低 AD 的发病风险。中高强度的体力活动可将认知功能减退的风险降低 35% ~ 38%，将 AD 的发病风险降低 45%。中年期工作之外的体力活动，能够将晚年期 AD 风险降低 50%，这种保护作用在携带 APOE ε4 等位基因人群中更明显。对于不适合中高强度活动的人群，即便是散步等活动也显示出对

AD发病的保护作用。

在证实高教育水平对AD发病的保护作用后，人们开始推测并逐步证实增加脑力活动可以通过增加知识储备来降低AD的发病风险。无论年轻人还是老年人，通过打牌、阅读、学习新知识等脑力活动，均可以降低痴呆风险。其他如社交活动、针织、园艺、演奏乐器等，也有保护作用。从事复杂性工作，特别是与人打交道的复杂性工作，也能降低AD发病风险。这可能与复杂脑力劳动者的海马萎缩程度更低有关。

⑤脑外伤及其他因素：脑外伤，特别是意识丧失超过30分钟以上的严重脑外伤，会增加AD风险。在男性及拳击等特殊职业中,这种风险更高,可能与脑脊液Aβ水平增高有关。

情绪、社会交往状况、社会经济地位等也会影响AD发病风险。有抑郁病史的人群其AD和轻度认知障碍的发病率更高，老年期独居和社会活动减少会导致AD发病风险增加2倍。社会经济地位由于常常与教育水平、血管性因素等交织在一起，而对AD发病产生错综复杂的作用。

第二章 老年期痴呆的预防与控制

31. 老年期痴呆可以预防吗

痴呆的病因学大多不清楚，且随着年龄的增长，老年人群的痴呆发病率逐年升高，出现记忆减退等认知障碍症状，老百姓传统性地认为年纪大了很自然就会有痴呆的症状，认为这是正常现象而不是疾病，因此很多人坚持认为痴呆是不可抗拒也是不可预防的。但实际上，痴呆不等同于衰老，而是一种疾病，同龄老人中也仅有少部分人罹患痴呆，大多数人还是有相对较好的认知功能的。所以，我们要像对待其他疾病一样，不但要治疗，更要预防。

那么，痴呆可以预防吗？答案是肯定的，与痴呆发病相关的一些危险因素和保护因素已经被确认，大体上包括：遗传因素、生物因素、血管因素、合并疾病、职业因素、生活习惯及体育锻炼等。通过对某些因素进行干预，我们可以有效降低痴呆发病率。

对于携带 PS1、PS2 及 APP 突变基因的家族性阿尔茨海默病患者，可以对其家族成员和后代进行基因检测，对于致病基因携带者应进行优生优育。年龄是最重要的危险因素，随着年龄的增大，老年人应更加关注自身的认知改变，特别是老年女性，应及早就医，早期诊断。低文化程度、经济状况是痴呆的危险因素，国家和社会努力提高人们的文化、经济水平，对痴呆的发生具有良好的防护作用。目前尚无法证实社会经济地位在 AD 发病中的独立作用，其对 AD 发病的影响常常与教育水平、血管性危险因素等交织在一起。血管性危险因素也是痴呆重要的危险因素，如高血压、糖尿病、高胆固醇血症、肥胖、心衰、贫血等，上述疾病的预防和良好控制会降低痴呆的发病风险。抑郁、脑外伤等合并疾病也会增加痴呆风险，医生应更重视抑郁患者的认知改变，患者自身应避免脑部损伤事件的发生。特殊职业可能会使个人暴露于有机溶剂、电磁场和含铅环境中，相关职业人群应格外注意。目前研究关于吸烟、饮酒与认知的关系存在争议，但考虑到吸烟显著增加脑血管病风险，过度饮酒本身就会导致酒精性痴呆，我们建议应戒烟戒酒。平时有饮用咖啡习惯的人群，罹患痴呆的风险可能会降低。其他我们容易做到的方面就是身体锻炼，缺乏运动是导致成年人心血管病危险因素上升的重要原因，积极参加锻炼的人群在 6 ~ 8 年后认知损害的发生明显少于缺乏锻炼的人群。纵向研究证实社交活动的减少会增加 AD 的发病风险，而老年期的独居和社交活动减少会导致 AD 的发病风险增加 2 倍。社交活动可能通过增加体力活动和脑力活动、改善情绪等多种机制影响 AD 的发病风险。

32. 预防老年期痴呆应该抓住哪几个方面

总的来说，预防老年期痴呆可从以下几个方面入手。

（1）预防和延缓动脉粥样硬化：科学饮食、少油少盐，开展适宜的体育活动，充分睡眠。对于健康人群，应该定期体检，有问题及早发现。

（2）戒烟戒酒：烟酒中的尼古丁、镉和铅等有害物质和酒中的甲醇、乙醇会对脑神经细胞造成慢性损伤。

（3）监测、控制慢性病：对于高血压、糖尿病、高血脂等脑血管病危险因素罹患人群，应当做到按时服药、定期就诊，良好控制疾病。

（4）培养一定的兴趣爱好：多动脑多动手，可激活大脑形成新的突触连接，防止大脑衰老退化，增强整体脑功能。

（5）老有所事：做一些力所能及的事，锻炼肢体功能，于己于人均有益。

（6）心态平和、乐观豁达：良好的心态能增强抗病能力。

（7）维持一定的社交活动：多与外界的人交流，多参与社会活动，对维护脑力及保持良好心情和整体状态有重要意义。

33. 阿尔茨海默病应该如何预防

阿尔茨海默病具有患病率高、认知损害重、对患者社会功能影响大的特点，但目前针对AD的药物选择较少，治疗效果有限，因此该病的预防就显得格外重要。

（1）危险因素：一系列的回顾性、前瞻性研究和荟萃分析都已经证实中年期高血压、糖尿病、高胆固醇血症等均会导致AD的发病风险显著升高。对于有慢性疾病的人，应当规律地到医院就诊，按时准确服药，控制血压、血糖和血脂，尽量减轻动脉粥样硬化程度。腹型肥胖人群应该控制饮食总量，按需适当摄入食物，控制总热量，保持能量平衡。吸烟和大量饮酒也是AD的危险因素，应当做到完全戒烟和尽量戒酒。控制好上述疾病危险因素，可以降低发病率，达到预防疾病发生的目的。

（2）生活方式：健康的生活方式也是预防AD发病的重要途径。地中海饮食是很好的AD预防方式，无论是否进行体力活动及存在脑血管病因素，该饮食人群的AD发病风险均明显降低。有氧体力锻炼，如健步走、慢跑、太极拳、八段锦甚至广场舞等，均可以明显改善成年人的认知度、听觉/视觉注意力。认知训练是近些年新兴的认知改善方法，对轻度认知障碍等早期患者的认知功能和日常能力均有提高作用。上述饮食调整、体力锻炼和认知训练结合起来，能更有效地预防老年风险人群的认知功能下降。

（3）早期识别：AD起病隐袭，并且在发病之前，脑内就已经出现了诸多病理改变。因此，想要预防AD，应该了解疾病的整体发病过程和掌握早期诊断的方法。AD痴呆阶段是指AD病理生理发展到一定程度而出现临床症状的时期，相当于传统意义上的AD，而AD痴呆前阶段是一个新的概念，此阶段可有AD病理改变，无或有轻度临床症状，包括临床前AD和轻度认知功能障碍两个部分。临床前AD阶段是AD发生的最早期，但此期没有认知障碍的临床表现或者仅有极轻微的记忆力减退主诉。为了能够早期诊断AD，美国国立老化研究所与阿尔茨海默病协会于2011年正式提出了临床前AD的概念性框架和用于研究的诊断标准。该标准对临床前AD进行了分期，包括第一阶段，无症状脑淀粉样变的阶段；第二阶段，淀粉样蛋白阳性+突触功能障碍和（或）早期神经退行性变阶段；第三阶段，淀粉样蛋白阳性+神经退行性变的证据+极轻微的认知下降。

上述概念的提出对AD的早期预警具有重要意义。一方面，在这个阶段，神经元还没有大量凋亡，疾病进程在一定程度上是可逆的。另一方面，如同心脑血管病、糖尿病等其他慢性病的早期筛查，如果能够在临床症状出现前对患者进行识别及干预，就有望大大延缓疾病的进展。有了上述病理标志物的协助，我们将能够更早诊断 AD，从而进行干预和预防。

（4）药物预防：AD 痴呆前阶段的早期识别为 AD 的早期干预提供了可能，目前国际上已经启动了多个针对此阶段的早期药物干预治疗，这些项目均以 Aβ 单克隆抗体作为干预手段。如美国的 DIAN-TU 研究会验证两种不同的 Aβ 单克隆抗体对携带有 AD 相关致病基因突变的个体早期干预效果。其他研究如 API 研究以哥伦比亚的 PS1 家系和携带有 APOE ε4 纯合子的高遗传风险个体作为干预对象，而 A4 研究则以非 AD 高遗传风险人群作为干预对象。这些针对 AD 痴呆前阶段开展的早期干预研究有望找到能改变 AD 疾病发生和进展的治疗药物。

34. 血管性痴呆应该如何预防

与阿尔茨海默病相比，血管性痴呆病因相对明确，即各种类型的脑血管病，而脑血管病一旦发生，其治疗的作用是有限的，因此有必要做好早期预防、诊断和治疗等工作。

首先，从年轻的时候开始，就要科学饮食，少油少盐，多吃蔬菜水果，多白肉少红肉，适量坚果，加强体育锻炼，防止过度肥胖，并要戒烟戒酒，保证睡眠，以防止慢性疾病的发生。

其次，患有高血压病、糖尿病、心脏病及其他相关疾病者，应定期检查，并及时进行治疗。高血压是血管性痴呆最大的危险因素，控制血压是至关重要的一个环节，患者不但要按时服药，还要定期测血压，那种认为只要吃药了，就万事大吉的思想是错误的。对于罹患房颤的患者，左心耳的异常运动使心腔内容易形成附壁血栓，当其突然脱落时，会堵塞脑动脉，导致脑栓塞的发生，此时，进行长期抗凝治疗是必要的，而不能认为自己没有症状，就忽略预防措施。对于颈动脉狭窄超过70%者应积极应用药物，有症状者可考虑手术治疗，否则，引起脑卒中的危险性极大。若出现短暂脑缺血发作症状时，要及早诊断和治疗。同时，应注意劳逸结合，保持情绪乐观，加强康复训练，以稳定或延缓病情的发展过程。

最后，老年人必须时常动脑，分析问题，记忆数字或事情，以强化记忆能力。因为勤用脑可以活跃脑细胞，避免脑功能废用性衰退，可以增进健康、延缓衰老；经常参加体育锻炼、户外活动和社交活动，不断丰富自己的生活，保持愉悦，振奋精神，解除郁闷，始终保持积极向上的乐观态度，并保证充足的睡眠，这些对大脑功能都有促进作用，并能延缓智能衰退，防止痴呆的发生；此外，要注意调整饮食，摄取高质量的蛋白质，以利于大脑记忆功能的恢复与增强。同时，饮食要有节制，进食不要过多，过多既不利于消化吸收，又有碍于健康。

35. “地中海饮食”是否可以预防痴呆

地中海饮食是一种以自然营养物质为基础的膳食模式，强调多吃蔬菜、水果、鱼、海鲜、豆类、坚果类食物，其次才是谷物，少吃红肉，适量饮用红酒，烹饪时使用富含不饱和脂肪酸的植物油来代替含饱和脂肪酸的动物油，少放盐，多锻炼身体。

地中海饮食者的血压、血糖多无增高，低密度脂蛋白胆固醇水平较低，体重正常，整体心脑血管疾病罹患和死亡风险均较低。德国科学家在 *Neurology* 杂志上发表文章指出，遵循地中海饮食习惯的老年人，大脑往往更年轻，并且脑内毒性蛋白的沉积更少。这些老年人对地中海饮食的依从性越高，海马组织灰质体积越大，说明脑组织功能越好，记忆力越好。地中海饮食量表每增加一分，相当于脑内毒性蛋白少沉积三年。目前已经有诸多类似研究发现，地中海饮食的上述作用，使得相关人群的痴呆风险明显降低。

36. 痴呆该如何治疗，能治好吗

从治疗的角度来看，痴呆可分为可逆性痴呆和不可逆性痴呆。不可逆性痴呆病因多不明确，呈逐渐进展，缺乏特异的治疗措施，如阿尔茨海默病、路易体痴呆、额颞叶变性等神经系统变性疾病。可逆性痴呆多半病因较明确，有可靠的对因治疗方法，在原发病好转或治愈的同时，痴呆也可获得不同程度的好转，甚至基本痊愈，如正常压力性脑积水、某些药物所致痴呆，以及很多类型的快速进展性痴呆，此类痴呆称为可逆性或可以治疗的痴呆。

总体来说，痴呆治疗的方法主要分为：对因治疗、生物学治疗、心理行为治疗等。生物学治疗包括神经递质替代疗法、促神经细胞代谢、神经细胞保护、脑循环调节、神经营养因子及神经移植等。对于有原发因素的可逆性痴呆，在早期采取相应的措施加以预防，可以避免痴呆的发生。对于不可逆性痴呆，对症治疗和生物学治疗仍是目前治疗的主要方法。

37. 阿尔茨海默病的常用治疗药物都有什么

（1）胆碱酯酶抑制剂：其可以增加突触间隙乙酰胆碱含量，是现今治疗轻、中度阿尔茨海默病的一线药物，主要包括多奈哌齐、卡巴拉汀、加兰他敏等，它们在改善患者认知功能、总体能力和日常生活能力方面的疗效确切，证据充足。不但如此，多项随机、安慰剂对照试验证实，胆碱酯酶抑制剂对不同程度的AD患者早期精神症状也有改善作用。该药的临床疗效与剂量存在量效关系，剂量增加疗效增高，但容易出现不良反应，由于每人的耐受情况不同，临床应用时应注意逐步加量，因人而异，如口服不能耐受可以换为贴剂治疗。总体来说，大多数人对该类药品的耐受性好，部分会出现腹泻、恶心、眩晕等不良反应。这几种药物的治疗机制和药物活性有差异，一种药物治疗效果欠佳时换用其他药物仍可能获得一定疗效。

（2）兴奋性氨基酸受体拮抗剂：盐酸美金刚是另一类治疗 AD 的一线药物，是 FDA 批准的第一个用于中、重度痴呆治疗的药物。其不但可以改善中、重度 AD 的认知功能、日常生活能力、总体能力及精神行为症状，有效防止认知全面衰退，还可以选择性改善一些关键认知领域障碍，如语言、记忆、定向力、行为、视空间能力。盐酸美金刚对妄想、激越等精神行为异常有一定治疗作用，可显著减少精神类药物的使用量。盐酸美金刚和胆碱酯酶抑制剂作用机制不同，所以可以联用，增强抗痴呆疗效，减少照料者负担，而不明显增加不良反应。不同患者对盐酸美金刚均有较好耐受性，少数患者出现恶心、眩晕、腹泻的不良反应。

（3）中药及其他治疗：有研究显示，银杏叶提取物对 AD 等多种痴呆疾病有治疗效果，可以改善患者认知功能、日常生活能力，可以缓解淡漠、焦虑、易激惹、抑郁、谵妄等精神症状。脑蛋白水解物具有神经保护和神经修复功能，对轻、中度 AD 患者认知功能和总体能力有显著改善。代谢增强剂奥拉西坦对延缓老年人脑功能衰退和提高信息处理能力有效。尼麦角林、尼莫地平、司来吉兰等药物作为前两类治疗药物的辅助用药可能有益。其他药物如维生素 E、他汀类对 AD 的作用尚不确定。

38. 目前还有什么新的治疗阿尔茨海默病的药物

阿尔茨海默病的主要治疗药物就是两大类，胆碱酯酶抑制剂和兴奋性氨基酸受体拮抗剂。从 1996 年问世的多奈哌齐一直到 2003 年的盐酸美金刚，AD 药物经历了快速发展时期。但 2003 年以来，虽然各大研究机构仍在不断开发新的 AD 治疗药物，但全部以失败告终，造成了 16 年没有新药出现的窘境。

随着肠道菌群与 AD 发病之间关系的确认，2019 年 11 月 2 日国产新药甘露特钠胶囊获批用于轻、中度 AD 治疗。这一消息同时引起了国际广泛关注，国际著名专家美国神经学协会主席、华盛顿大学 David M. Holtzman 教授等在《细胞研究》期刊发表亮点评述，《科学》杂志和其官网也撰文评注。该药物是由我国科学家独立研发的一种以海藻提取物为基础通过化学修饰得到的海洋寡糖药物，因为其全新机制，为 AD 治疗带来了新希望。该药可作用于脑肠轴，通过改变肠道菌群结构，降低异常代谢产物，减少肠道黏膜内、外周血及脑内 Thl 炎性细胞的比例，减轻炎症反应，在间接减轻 Aβ 的神经毒性的同时，还可以直接作用于 Aβ，抑制 Aβ 聚集、促进 Aβ 斑块解聚，最终减少脑内病理蛋白的沉积，从而改善 AD 患者认知功能、延缓疾病进展。

2021 年 6 月，美国食品药品监督管理局加速批准的阿杜卡努单抗是一款定向结合 β－淀粉样蛋白、治疗 AD 的单克隆抗体类药物，可以通过激活免疫系统，将沉积的毒性蛋白清除出大脑。但其对 AD 临床症状的改善尚有争议，该药的治疗效果还需要观察后续进展。

39. 除了吃药，阿尔茨海默病还有什么非药物治疗方法

流行病学调查显示，我国老年人群有 800 余万名痴呆患者，仅阿尔茨海默病患者我国每年治疗的直接、间接费用合计高达一万多亿元。痴呆与认知障碍疾病已经成为导致我国老年人功能障碍、进入养老机构和死亡的主要原因之一。虽然形势严峻，但当前的治疗现状不容乐观。目前的治疗药物针对的只是痴呆期的患者，且疗效有限，而非药物疗法安全、简便、易行，在防治及延缓 AD 发病中显示出巨大潜力。

（1）饮食：AD 患者在发病及确诊前有一段较长时间的病理阶段，称为临床前阶段，此阶段大脑已有病理改变，

但没有明显的临床症状，若在此阶段针对危险因素防治，对AD发病率的降低具有重要意义。有研究表明，健康、合理、规律的饮食方式是AD的保护因素之一，能够减少危险因素的影响，是临床及日常生活中可以进行长期干预的手段之一。缺乏B族维生素（叶酸、维生素B_6和维生素B_{12}）会导致血液中同型半胱氨酸浓度升高，增高AD发病风险，特别是维生素B_{12}无法在体内合成，日常饮食中的足量摄取尤为重要。研究证实n-3多不饱和脂肪酸具有调节神经膜结构、促进海马神经元生长、抗神经细胞损伤功能，对预防和改善老年人记忆功能有积极作用。其中的主要类别DHA是脑细胞形成和发育的关键要素，在鱼类和其他海洋食物中含量丰富。蔬菜、水果和茶类中的天然多酚类化合物具有神经保护作用，能够抗氧化并减轻Aβ引起的病理损伤。地中海饮食是地中海国家典型的饮食模式，其特点主要是大量摄入各类果蔬、豆类、谷物类和鱼类，脂质添加则是以橄榄油为主，同时适当饮酒及较低的红肉类和乳制品消耗，这种饮食模式被认为有利于降低认知衰退的速度。

（2）运动：持续时间较长的有氧运动可以增强心肺功能进而改善记忆力、减少海马萎缩和调节海马神经元的可塑性，降低血管风险因素，延缓AD发展。冥想能对大脑的特定区域产生积极影响，可以有效改善大脑的功能，减少情绪起伏以保持平静，增强端粒酶活性，维持稳定的结构以延缓细胞衰老。瑜伽对 AD 患者的认知能力、日常睡眠状态、大脑功能可能具有一定的有益作用。中国传统功法太极拳、八段锦也可以提高受试者认知量表的评分。

（3）社会参与：适度和良好地参与社会活动可以增强老年人与社会的联系，能缓解心理压力，保持心理健康，增强知识储备；同时提供良好的社会支持，防止认知衰退，以减缓 AD 的发生发展，提高老人认知功能。休闲活动，如阅读、棋牌类游戏、演奏乐器、音乐欣赏、跳舞等，能降低痴呆风险，且参加频率越高，痴呆风险越低。

（4）针灸疗法：针灸作为一种中医的特色疗法，因其安全性、无毒副作用等优点，近年来也获得很多关注。针灸疗法也可以从疾病的不同时期进行干预，如针刺百会和涌泉穴后 AD 患者量表评分提升，运用三焦针法也可以显著改善 AD 患者的免疫功能和生活质量。

（5）神经调控技术：经颅磁刺激（TMS）是一种通过电磁感应诱发电流来刺激大脑的相对较新且无创的技术。临床上常用的是重复经颅磁刺激（rTMS），顾名思义是在选定部位上给予一系列重复、连续、有规律的 TMS。研究人员对

rTMS 应用于 AD 治疗进行研究，发现其对多种认知行为症状具有改善作用，所涉及的认知领域包括记忆力、注意力、执行功能和语言功能等，还包括精神行为症状。许多研究认为 rTMS 对轻度认知障碍阶段至轻、中度 AD 阶段的认知有一定的改善作用，而对重度 AD 的效果欠佳。

经颅直流电刺激（tDCS）是一种非侵入性神经调节技术，由两个或多个电极，在头皮释放微弱直流电，调节神经细胞跨膜电位；通过促进 AD 患者大脑可塑性，改善其认知障碍。tDCS 的作用机制可能与神经回路中长时程增强（LTP）和长时程抑制（LTD）有关，而 LTP/LTD 效应是大脑可塑性的关键机制，尤其在学习和记忆方面。tDCS 可增强健康老年人的认知功能，大多数研究认为 tDCS 特别适用于提高认知能力，包括记忆、语言、错误感知和注意等方面，研究最多的是记忆，尤其是情景记忆，效果较为显著。在 AD 患者中，tDCS 可通过调节神经元静息电位、突触可塑性、皮层神经递质、星形胶质细胞、脑血流量和功能连接性，改善认知功能，被认为是 AD 的替代疗法。

（6）认知干预：详见下一个问题。

总之，目前关于 AD 的非药物治疗方法众多，这些方法都是目前药物治疗的重要补充，而且非药物干预手段之间还可以互相结合使用，认知改善的效果更加明显。

40. 听医生说“目前痴呆没有特效药，康复治疗十分重要”，请问康复治疗是怎么回事儿

痴呆的康复治疗属于非药物治疗范畴，也就是认知干预，不但可以改善患者的认知功能，协助其适应和融入社会，还能为痴呆的预防和早期干预提供有益补充。

认知干预主要指采用非药物干预手段对认知功能进行直接或间接治疗。认知干预分为三种类型，即认知刺激、认知康复和认知训练，其采用的干预方法、靶向治疗人群和治疗目的各不相同。

认知刺激通常是指以团队活动或讨论的形式，采用非特异性的认知干预手段，如手工制作、主题讨论和数字迷宫任务等，以改善认知障碍患者的整体认知功能或社会功能，其干预对象主要为轻、中度痴呆患者。

认知康复是指通过医生和照料者协作，采用个体化干预手段或策略，帮助认知障碍患者维持或改善某些日常生活能力或社会功能，如进食、服药和洗漱等。认知康复的实施通常是结合患者的日常生活，其主要目的不是提升患者的认知功能，而是维持和改善患者在日常生活中的独立性和关键个体功能，其干预对象主要为因认知功能障碍而导致日常生活能力或社会功能受损的患者。例如，通过写日记、列清单帮助患者记住日常事务。患者丧失用筷子吃饭的能力后，可以

用勺子代替。衣服要宽松舒适，可以用粘扣代替纽扣，方便穿脱。鞋子可以选择没有鞋带的紧口鞋等。此外，环境改造也是补偿损失功能的一种方式，对于改善记忆障碍是有用处的。例如，给私人用品提供带有标签的容器分类放置。在患者的房间内放置醒目的日历和时钟，在房间门口放置醒目的标志，这样可以帮助患者保持定向力。

认知训练是指通过对不同认知域和认知加工过程的主动训练来提升认知功能、增加认知储备。认知训练可以针对记忆、注意和执行加工过程等一个或多个认知域开展训练，可以采用纸笔式或计算机化的训练形式。随着计算机化训练方法的应用，认知训练可以针对被训练者的认知水平选择训练难度，并可根据训练表现进行动态调整，从而实现适应性的训练效果。目前认为，大多数的认知域均具有可塑性，即针对一个认知域的训练，可以提升该认知域所有任务上的表现。认知训练的效果具有迁移性，即针对一个认知域开展训练，可以同时提升本认知域和其他认知域的表现。考虑到个体差异，在设计认知训练方案时，可发挥大数据和人工智能算法优势，对训练方案进行个体化调整。每次训练时间不短于 30 分钟，每周 3 次训练，总训练时间在 20 小时以上，可以取得更为明显的训练效果。一对一的训练效果较好，如果居家训练需要患者家属提供协助或采用基于互联网的认知训练和效果监控。

医生可以在认知训练基础上联合生活方式干预，增加有氧锻炼、缅怀疗法、音乐疗法、太极拳和瑜伽等训练项目，或与虚拟现实、神经调控技术如经颅磁刺激和经颅电刺激等结合，进行多模态干预。

41. 痴呆 / 认知障碍的康复治疗有什么科学依据吗

关于认知障碍康复的理论有很多，受到广泛公认的是神经可塑性理论。早年认为神经细胞成熟之后功能固定，无调节空间。但随着研究的深入，科学家们发现中枢神经系统有一定适应能力，可在结构和功能上改变自身，以适应损伤后的功能需要，称为神经可塑性。基础研究发现，损伤的神经细胞上能够长出新的突起和侧枝。突触传递信息的效率改变，潜在通路的启用，表明脑的损害在一定程度上有修复的可能性。

在脑可塑性基础上最早提出的康复理论是再训练理论。这一理论认为受损的记忆过程可以通过刺激而恢复，因而可以重新获得病前的记忆力。基于此理论框架建立的康复技术聚焦于记忆功能本身或一般记忆技巧的再训练。既要加强对特定任务的操作水平，又要改善一般的记忆力。通过实践、再练习等任务去刺激受损的记忆过程，可以激活并启用潜在的通路，还可以促进新通路的建立。相对较轻的认知障碍患者，记忆过程并未完全丧失，而仅仅可能是效能的减弱。在这种情况下，康复集中于让残留功能得到有效的使用。

中枢神经损伤后有多种恢复途径，但是并不意味着中枢神经系统的任何损伤都能恢复，能否恢复还受到很多未知因素的影响。在严重的病损或者疾病的晚期，损害的认知功能难以恢复，此时康复应该集中于功能的代偿。根据这个理论，不要求去恢复受损的记忆过程，而代之以通过调整环境和代偿性设计等方法来帮助认知功能有所提高。认知康复的重要目的是提高日常生活功能，可以通过外部方式包括记事本、计时器以及将患者常用的东西分类放在固定的地方帮助其记忆，从而可以使患者完成特定的日常事务。这种治疗方法虽然是纯粹的实用主义方法，但是对于有广泛脑损害和有严重记忆力障碍的患者可能是最有效的康复方法。

42. 痴呆的计算机辅助康复类型有哪些

近年来由于计算机的普及、软件开发技术的不断发展，计算机辅助认知康复（CACR）技术逐渐被应用于认知障碍领域。此技术可以根据患者认知障碍程度、兴趣爱好提供简便易行、经济有效、灵活多样的训练平台，从而改善患者记忆力、注意力等各项认知功能，满足患者个体化需要。

计算机辅助认知康复开始于20世纪60年代的美国，1996年霍夫曼等人首次将该技术应用于痴呆患者中，尽管初期的设计缺乏严谨性，但这些研究开拓了认知干预的新领域。1999年，“多任务”软件的发明，成功将软件应用于认知康复中，通过强化患者与环境的互动达到改善记忆的效果。21世纪，随着计算机、软件开发技术和互联网的广泛应用，计算机辅助认知康复技术被广泛应用于痴呆的诊断、病程追踪、照料者支持中。触屏的应用，多媒体功能的逐渐强大使干预效果向多样化、个体化、个性化方向发展，应用领域越来越广泛。

依据干预媒介类型，可将认知康复活动分为三类。

（1）软件类：认知训练软件应用最为广泛，可根据认知水平调整训练难易程度，并在患者无法完成任务时给予解答和帮助，目前多用于轻度认知障碍（MCI）患者。其中最常用的是神经心理训练软件（NPT），此软件可根据患者记忆力、注意力、理解力、空间定位能力、语言能力提供训练。智能声音和船长日志软件则提供颜色或形状匹配、数字计算、视听材料识别等训练以改善记忆力和注意力。健脑软件则主要改善视空间等信息处理速度及准确性方面能力。娱乐休闲软件，主要提供音乐、人机互动交流和游戏等娱乐休闲活动，患者可在独立或借助照护者少许帮助的状态下完成，主要用于改善精神行为症状及沟通问题。图片留声机和表达演奏为音乐软件，前者类似于卡拉 OK，音乐播放同时附有歌词、相关图片及照片。后者则在开心、悲伤、生气 3 个音乐界面滑动，随滑动速度快慢屏幕会出现大小不同的三维圆圈图像，并产生相应的音乐旋律，使痴呆症患者通过音乐释放内心情感，从而改善精神行为症状。交流辅助软件通过链接文本、图像和视频文件，可以使痴呆症患者从消遣、娱乐、生活 3 个主题选择怀旧音乐、图片、视频等进行人机互动交流，并回答与生活经历、日记或家谱等有关的问题。

（2）网络平台类：计算机辅助认知康复还可通过网络平台提供训练，并可根据自身需求下载，而不需购买供应商提供的软件，具有易获得性特点。只需连接互联网就可接受训练，并可根据完成情况自动调节训练难易度，目前在 MCI 及痴呆症患者中均有应用，不仅训练注意力、记忆力、执行力、计算力、定向能力等认知能力，还可与日常功能训练、运动训练等相结合，达到多方位康复的效果。随着信息网络的不断普及以及手机和其他无线设备与互联网的结合，MCI 及痴呆症网络预防及干预将向范围更广、内容更多样化方向发展。

（3）虚拟现实类：应用虚拟现实（VR）技术可以模拟产生三维空间为患者提供视觉、听觉、触觉等多感官模拟环境。通过上述方法可灵活选择与患者生活相关的素材或模拟患者日常生活环境开展认知干预。虚拟认知康复训练主要指利用计算机等现代康复手段生成模拟真实事物空间等的虚拟环境，经传感等设备使患者感受并投入该环境中，是实现与虚拟认知环境进行直接自然交互的新型康复技术。虚拟认知康复训练能通过对认知系统功能损害的患者进行互动教学反馈，促使患者沉浸在计算机技术实时数据产生的三维网络环境中，经各种活动游戏反复训练，从而不断提高思维、记忆、注意力、协调等认知功能。

随着虚拟现实技术的发展，计算机技术逐渐和认知康复科学实现高层次结合，将网络虚拟现实被动运动控制系统应用于认知障碍患者后，患者认知功能改善的程度明显高于传统的认知康复训练。

43. 认知干预到底是怎么做的？哪类患者可以选择

流行病学调查显示，我国 65 岁及以上人群痴呆患病率为 5.14%，轻度认知障碍患病率高达 20.8%，据此推算，我国老年人群中有 800 余万名痴呆患者，轻度认知障碍（MCI）患者约 2500 万名。认知干预应用范围较广，在 MCI 人群中应用可以显著提高患者整体认知功能，减缓其加重过程，降低其向痴呆的转化率；在痴呆人群中应用可以检测出患者认知损害的领域和损伤的严重程度，进而有针对性地进行认知训练，从而提高患者的认知储备，对抗痴呆的症状和进展；针对社会和生活功能的受损进行认知康复，可以促进患者更快地适应和回归日常生活。对于健康老年人和临床前阶段症状轻微的患者，认知干预具有调动认知储备、保持认知功能稳定、改善不良情绪等功效，不但可以预防痴呆，还可以为老年生活增添一项有趣的活动。

认知训练首先要有一个空间足够、设施整洁、光线充足的环境，这样有利于测查的准确和训练的良好执行。对于一位以记忆减退、注意力不集中等原因来就诊的患者，首先进行认知功能的初步评定，即基于电脑和软件进行的一项有视觉、听觉感受的“基本认知能力测验”，内容包括情景记忆、工作记忆、加工速度、视觉空间、言语理解等。认知训练师根据患者各认知域得分情况了解其认知水平总体情况，其次制定个体化训练方案，可以先安排几个相关题目让其体验，较差的认知域最终的训练内容会相对更多，较好的认知域相对较少，难易内容交替出现，以提高患者兴趣及参与的积极性。计算机软件中有诸多动画式的多媒体小任务，检测方向覆盖认知的各个领域，如心理旋转任务、可用视野范围、Stroop 效应、点探测范式等，这些测试既有任务性又具有一定的娱乐性，软件根据患者的成绩可以自动调整难度，让患者更易于接受，从而使其认知水平逐步提高。

临床认知功能训练要求每次时间不短于30分钟，一周不少于3次，总时长不低于20个小时；进行多认知域综合训练，不推荐单认知域训练；训练项目难度要根据患者情况调整，训练方案要有个性化；训练过程中可以与有氧运动、神经调控技术等结合进行，效果更佳。

44. 身体锻炼能否改善痴呆症状？该如何选择

运动锻炼不仅可以降低心脑血管病、代谢性疾病、慢性呼吸系统疾病和肿瘤等的风险，还可以减少阿尔茨海默病的发生和发展。多模态影像学研究显示，轻度认知障碍（MCI）患者运动后脑网络功能改善。结构性MRI发现，有氧运动可以减缓人群海马体积随时间的缩小。由于海马与神经可塑性密切相关，且海马损伤是阿尔茨海默病早期和最显著的结构学特征，上述研究均提示运动锻炼对阿尔茨海默病起延缓作用。运动锻炼人群发生认知功能减退的风险较缺乏运动锻炼人群减少35%～38%，且每周坚持≥150分钟中等程度及以上运动锻炼可以使老年人罹患阿尔茨海默病的风险降低40%。阿尔茨海默病患者坚持运动锻炼（平均40分钟/次）数月后，简易智能状态检查量表评分增加。

运动锻炼对老年人和阿尔茨海默病患者神经功能的保护

机制可能是：①改善阿尔茨海默病相关血管性危险因素，增加脑血流量，从而减缓认知功能减退。②运动锻炼可以刺激神经营养因子，如脑源性神经营养因子（BDNF）的生成，进一步促进神经元的发育和重塑。③运动锻炼具有抗炎症反应并稳定脑组织内氧化还原状态，从而减缓阿尔茨海默病的病理生理学进程，如 Aβ 沉积等。

运动的选择应该个体化，从健步走到跑步，从太极拳、瑜伽到游泳、打球，我们应该根据自身情况和兴趣爱好去选择。冥想能够对大脑的特定区域产生积极影响，可以有效改善大脑的功能，减少情绪起伏以保持平静、延缓细胞衰老。瑜伽对 AD 患者的认知能力、日常睡眠状态、大脑功能可能具有一定的有益作用。中国传统功法太极拳、八段锦也可以提高受试者认知量表的评分。其他诸如抖空竹、做体操、踢毽子等项目均可以选择。应注意的是，运动锻炼前要充分评估老年人的心肺功能，运动强度不宜过大，否则有发生循环和呼吸系统意外的风险。

45. 经颅磁刺激可以治疗痴呆吗

经颅磁刺激（TMS）于 20 世纪 80 年代由 Barker 和他的同事提出，是一种通过电磁感应诱发电流来刺激大脑的相对较新、无创的技术。重复经颅磁刺激（rTMS）是 1992 年在

TMS 基础上发展起来的新的神经电生理技术，是在选定部位上给予一系列重复、连续、有规律的 TMS 刺激，能影响局部和远隔皮层功能，实现皮层功能区域性重建，影响多种神经递质和基因表达水平。

rTMS 作为一种非侵入性大脑刺激技术，在过去的二十多年中逐步被神经精神病学领域中的学者们所重视。研究人员对 rTMS 应用于 AD 治疗进行研究，发现其对多种认知行为症状具有改善作用，所涉及的认知领域包括记忆力、注意力、执行功能和语言功能等，还包括精神行为症状。给予中度阿尔茨海默病（AD）患者左额叶背外侧皮质 20Hz 的 rTMS 刺激，同时进行一系列言语测试，能够明显改善患者的听理解能力。给予 AD 患者双侧额叶背外侧皮质高频以及低频 rTMS 刺激，发现 5 个连续序列高频刺激能够全面提高患者认知功能，并且该作用可以持续 3 个月。为了探究 10Hz 的 rTMS 刺激联合认知功能训练对患者认知的影响，有人在与 AD 认知功能损害相关的 6 个区域（Broca 区、Wernicke 区、左右额叶背外侧、左右顶叶躯体感觉区）对 AD 患者进行 rTMS 刺激，并同时开展认知训练，该联合治疗持续 6 周，于 6 周及 4.5 个月后进行认知功能评定，结果显示患者认知功能有明显改善。

rTMS 作为非侵入性技术已广泛应用于研究各种脑功能。

高频 rTMS 线圈刺激可引起神经元去极化，产生持续效应，而非直接影响与情感和行为相关的相连区域。高频特异性作用于左侧前额叶背外侧，10 ~ 20Hz，连续 10 ~ 15 个序列，运动阈值在 80% ~ 110%，可引起显著认知功能的提高。这显示了 rTMS 对认知功能障碍治疗的积极作用，在临床应用方面有重要的价值。但由于个体差异较大，最佳的刺激参数和治疗效果及其持续时间尚不明确，仍需进一步研究。另外，许多研究发现，rTMS 对轻度认知障碍阶段及轻、中度 AD 阶段的认知有改善作用，而对重度 AD 的效果欠佳。

46. 血管性痴呆有哪些治疗方法呢

目前观点认为，血管性痴呆的治疗应越早越好，早发现、早诊断、早治疗可使之相对稳定，从而达到防止病情发展的目的。概括起来，血管性痴呆的治疗主要有两个方面：一是病因治疗，包括治疗各种脑血管病、引起脑缺血缺氧的内科疾病等，二是改善脑功能等的对症治疗。

（1）对因治疗：血管性痴呆多由脑血管病引起，尤其是缺血性脑血管病。因此，治疗脑血管病是预防血管性痴呆的关键。在脑梗死急性期，临床可以给予溶栓、取栓、抗血小板、控制危险因素、脑血管侧支循环改善剂、脑血管扩张剂、自由基清除剂、脑保护剂或抗凝治疗等。某些内科疾病也会加重痴呆症状，因此要注意改善心肺肾功能、保持水电解质平衡、纠正贫血等。高压氧治疗可改善大脑缺血缺氧，保护受损脑组织，可能对血管性痴呆有效，需要专业医生掌握指征。对长期的低血压和频繁发作的晕厥也应给予纠正和治疗，以保证正常的脑组织灌注。

（2）对症治疗：常用的药物有：①胆碱酯酶抑制剂，如多奈哌齐、卡巴拉汀、加兰他敏等。②兴奋性氨基酸受体拮抗剂，如盐酸美金刚。③改善线粒体功能和侧支循环：丁苯酞是中国人自主研发的国家一类新药，最初从芹菜籽中提取。2005 年 2 月经国家食品药品监督管理局批准，开始用于治疗急性缺血性卒中。2015 年宣武医院贾建平教授主持进行的“丁苯酞治疗皮层下非痴呆型血管性认知障碍临床研究”成果被世界权威医学期刊 *Alzheimer's & Dementia* 杂志接受并发表。上述研究发现丁苯酞可以显著改善非痴呆型血管性认知障碍患者的认知功能和整体功能，并具有很好的安全性和耐受性。④其他脑功能促进剂及脑循环改善剂，如奥拉西坦、尼麦角林、尼莫地平、银杏叶提取剂、己酮可可碱等。⑤对伴发精神症状的治疗，血管性痴呆常伴有抑郁、焦虑、幻觉、谵妄、妄想等精神症状，可相应地给予抗抑郁、抗精神病及镇静类药物治疗。

除药物治疗外，早期康复治疗也非常重要，包括认知治疗、心理治疗、语言训练、肢体功能训练，均应有计划进行，循序渐进，坚持不懈，一定会有所改善，甚至有些临床痊愈，如果错过康复最佳时机，将会留有后遗症。

47. 有人说“抗炎药”也可以治疗痴呆，是真的吗

既往学者认为，阿尔茨海默病（AD）的经典病理改变和发病机制是基于 β－淀粉样蛋白假说。但越来越多的研究提示，上述假说并不能全面解释 AD 的发病机制。AD 患者炎症标志物水平的升高、免疫功能相关的 AD 风险基因的逐步发现以及胶质细胞活化等多种炎性改变，均提示炎症在 AD 发病中具有重要功能。研究发现，星形胶质细胞、小胶质细胞在 AD 发病初期均会向淀粉样斑块迁移，并通过激活炎症反应试图清除异常蛋白。但随着疾病的进展，炎症反应产生的损伤作用超过了机体能够耐受的水平，炎性细胞就会对正常神经元产生杀伤作用，导致认知功能受损。越来越多的证据表明，神经炎症是 AD 的早期事件，也是 AD 发病的先决条件。

AD 的炎性机制是目前研究的热点，在临床中也的确观察到经常服用阿司匹林等非甾体类抗炎药的患者罹患 AD 的风险降低。那我们应用“抗炎”药物是否能够治疗 AD 呢？事实上，科学家们也做了很多的探索，如经典的非甾体类抗

炎药物布洛芬、双氯芬酸钠等。但在多项正式的临床试验中发现，非甾体类抗炎药对有症状的AD患者无效。米诺环素是半合成四环素类广谱抗生素，它在动物试验中可以上调炎症抑制因子IL-1β、IL-10和TNF，改善记忆损害，但临床研究观察两年发现，其无法阻止AD患者认知障碍的进展。诸多研究的药物靶点主要集中在抑制促炎信号、调节小胶质细胞表型和控制小胶质细胞功能活化方面，然而，临床试验结果大多是无效或距离临床应用还很远。比较有意思和有价值的是，一些可应用于疾病早期的干预方式，如他汀类药物的应用，还有ω-3脂肪酸摄入、体育活动、认知训练等可以通过调节体内炎症环境降低疾病发生率。

48. 在老年期痴呆治疗中，中医有没有好的方法呢

在中医文献中，虽无老年期痴呆这一病名的记载，但历代医家从不同角度对老年期痴呆疾病论述较早，早在先秦时期，就有类似记载，如《左传》曰："周子有兄而无慧"，是中医学对痴呆的最早论述。近现代众多医家在继承先人知识的基础上又进行了广泛研究，不断充实对该病的认识。年老体衰、饮食失节、情志失调、劳逸损伤等，导致心、肝、脾、肾多脏器功能失调，气血不足、肾精亏虚、髓海失充、脑失

所养是其发病的重要基础。总体来说，老年期痴呆的成因包括“虚、瘀、痰”3个方面，其病位在脑，其本在肾，病属本虚标实，肝肾精血不足、髓海不充、脑虚神衰为本；血瘀痰浊风火阻塞清窍、脑失清灵为标。

现代中医对老年期痴呆的临床治疗分几个类型：

（1）辨证分型治疗：根据疾病病机特点，不同中医将该病分为不同类型，应用不同方剂进行针对性治疗。如肾虚髓亏、脾肾亏虚、痰湿内阻、气滞血瘀型，对应不同的方剂，如七福饮加减、还少丹加减、温胆汤加味、通窍活血汤加减。

（2）专方专药治疗：如补肾化痰通络方治疗轻、中度老年期痴呆患者，总有效率为89.6%。其他文献报道有效的中医方剂包括：益肾健脑汤、金匮肾气丸、地黄饮子加减/七宝美髯丹、癫狂梦醒汤加减、四君子汤/黄连解毒汤、补肾醒神汤、安神醒脑汤、白虎汤加减开窍益智方等。

（3）针灸治疗：采取针药结合治疗老年期痴呆，取穴为人中、双侧内关、双侧三阴交，总有效率达83.09%。针刺观察患者，取穴：①大椎、肾俞（双）；②太溪（双）、足三里（双）。两组穴位交替使用，施以电针连续波，结果显示电针能明显下调AD患者β-淀粉样蛋白水平。针刺患者百会、内关穴治疗后，患者认知量表评分显著提高。

中医治疗是祖国医学的特色，在痴呆诊治中有自己的优势。但实践中，中医的疾病分型方法、专方专药种类以及针灸的方式多种多样，临床效果也千差万别，患者应选择经验丰富的大型中医院进行诊治。

49. 作为老年期痴呆患者的家人，应该遵循什么样的护理原则呢

（1）积极面对不回避，及早就医。

（2）尊重人格和隐私，情感支持。

（3）语言交流，减少孤独和无助。

（4）维持原有生活习惯和模式。

（5）环境适宜，鼓励做简单家务。

（6）辅助支持，日常生活小变化。

（7）发挥潜能，注重要点不过细。

（8）细心观察言行举止和心理。

（9）切实注意潜在危险和意外。

（10）鼓励坚持健身、散步和游戏。

（11）保持积极态度和精神乐观。

（12）坚持定期医疗和护理咨询。

50. 照料者应该怎样与痴呆患者交流

随着年龄的增长，视听等器官的生理性老化，增加了老年患者的沟通困难，逐步降低交流能力。老年期痴呆患者除以上情况外，还会出现语言的理解能力下降、主动交流的意愿下降、不爱说话、不主动说话、简化交谈内容等。因此，在日常生活中，要合理地运用沟通技巧，有助于及时发现患者的需求，减轻不良情绪、减少意外事件的发生。

增加和老年期痴呆患者的沟通机会，谈论其感兴趣的内容。每次讲话前从患者正面进入，让其看到沟通对象，引起注意后再进行沟通，沟通过程中注意语速放慢、吐字清晰、沟通内容简短、减少周围环境的干扰、合理运用肢体语言。不要随便打断老人的话，当老人不愿意沟通时不要勉强。通过长期细致的观察找到适合老年期痴呆患者的沟通方式。当老年期痴呆患者不能表达想法时不要催促，耐心等待，给予其思考的时间，适时提醒，可通过物品、图片或肢体语言提示，减轻其挫败感，通过握手、拥抱等肢体语言增加亲密感，缓解紧张情绪。交谈内容的信息量要小，一次只讲一件事。明确谈话内容，如想让老人如厕，说“我带您去卫生间”，不说“您现在小便吗”。当老年期痴呆患者表达不清晰、不理解谈话内容时，要耐心沟通，不要装作听明白了；如果没按照患者的意思去做，可能会使患者更失望，甚至引起情绪激动。沟通过程中如患者没有反应或不专心，可以询问是否听清楚，大声重复叙述，给予患者充分的时间进行理解与反应。对于听力障碍严重者佩戴助听器，佩戴正确、音量适合。患者沟通内容错误并坚持己见时，不要与其争执或试图纠正。当反复说一件事情或一句话时，不要感到厌烦，保持冷静和耐心，注意患者情绪变化，体谅其感受，不要因为反复询问做出强烈反应，即使已经告诉患者很多遍答案，也依然耐心地告诉他简单的答案，还可通过照片、便条等提醒。在沟通过程中按照患者的语言习惯或乡音进行沟通，以实现有效沟通。

51. 如何解决痴呆患者常见进餐问题

老年期痴呆患者由于多项认知域受损，不能及时准确地表述自身情况及进食障碍的原因，常出现反复进餐、不想进餐、不能自行进餐、进食异物等异常情况。

（1）反复进餐：告知患者已经进餐，暂缓整理餐桌，将未吃完的饭菜摆在餐桌上，提示患者刚刚进餐结束。暂缓清洁餐具，将要洗的碗和盘子放在水池中，让患者看到进餐后还未清洗。对于不能判断是否吃饱、反复要进餐的患者，控制每次的进食量，将餐具替换为小型号，减少每次进餐量，少量多餐，保证每日正常的餐量。

（2）不想进餐：创造一个安静、光线充足的就餐环境，就餐过程中关闭电视、收音机等，每天在固定的时间、地点以及餐桌上用餐。丰富食物搭配，颜色鲜艳，选择青椒、红椒等配菜，色、香、味俱全，选择红、黄、蓝、绿等颜色鲜艳的碗和勺子等餐具；进餐时间餐桌放置时钟、提示卡等提示患者处于进餐时间。

（3）不能自行进餐：如果发现患者出现不会使用筷子的情况，可为其提供勺子，允许患者抓取食物，如玉米、白薯、花卷、包子、馒头之类。进餐过程中出现饭菜撒落，可给予佩戴围嘴或围裙，避免指责，多给予鼓励，从而使其坚持自行完成进餐。喂食的患者要坐起，一次不要喂得太多，速度不宜太快，给予患者足够时间咀嚼。

（4）进食异物：在不应该吃的东西上涂抹可食性刺激物，如辣椒等，让患者产生不好的感觉和记忆。反复告诉患者哪些东西可以吃，哪些东西不能吃，在没有危险的情况下，不要强行制止患者的行为。

52. 怎样指导痴呆患者穿衣

指导痴呆患者简化穿衣步骤，选择相对穿脱方便、款式简单、舒适的衣服。穿着的衣服件数不要多，按顺序排列。可选择颜色鲜艳的服饰，刺激老人的感官系统。选用不需要熨烫面料的衣服，最好双面能穿。将系扣子的衣服改为拉锁或套头款式，裤子改为松紧带款式。当患者出现穿衣错误、穿着不平整等情况，不要责备，可通过演示、引导协助患者完成。穿衣速度缓慢的患者，要耐心等待，避免催促，多使用鼓励性语言。对于理解力受损不严重的患者给予明确指导语，如告诉他“穿上这件上衣”，而不是简单地说“穿上”。如果患者能够自己穿衣服，要及时给予肯定，以增强自信心。可以告诉老人衣服正反面的区别，如商标等，还可以在衣物的前后面缝上区别的标志物。上衣和裤子穿颠倒时，指引患者观察其他人员的衣服、图片，提示正确方法。

衣服准备根据患者当前身材、体重选择，在季节变换的时候要反复告知该季节的气温特点，带患者去感受并讲解该季节的穿衣特点，如夏天带患者散步时，可以让其感受光照，出汗的时候告诉患者是由于天热造成的，要穿短袖。不同季节衣服分开放置，并及时更换衣橱内的衣服。

避免强行更换衣物，对于老年期痴呆患者喜欢或有特殊意义的衣服可以多备几件，或购买同款式和颜色的。对于拒绝穿衣的老年期痴呆患者，可让患者观察周围人，必要时帮助患者穿衣。对于已经丧失维护形象功能的老年期痴呆患者，不要试图强行穿衣、激惹患者，可暂停穿衣，平复患者情绪，运用等待、淡化等方法，再尝试协助其穿衣服。

53. 痴呆患者排泄问题有多重要

老年期痴呆患者在厨房、卧室、公共场所等不恰当的地方大小便，可能与痴呆患者出现视空间障碍及记忆力下降、忘记厕所的位置或者对排泄场所没有明确认知有关。可以在卫生间门上粘贴醒目的标识，带患者反复识记，降低患者寻找卫生间的难度。日间可以打开卫生间的门，便于患者看到马桶。夜间有些患者由于找不到或来不及上卫生间而在卧室、门厅、厨房等地排便，可以在床边放置尿壶或接尿器，有些患者在如厕过程中表现为不知所措、烦躁不安和用力拉扯衣服，照顾者可以用简短、易懂的字句向患者暗示或重复讲解如厕的每一步骤，包括解裤带、脱裤子、坐上马桶然后放松排便。如果口头指导也无法正确如厕，这时每个步骤需要手把手地帮助。简化着装，避免穿着有皮带及拉链的裤子，可穿着橡皮筋带裤代替纽扣拉链以便于脱下，如厕过程中不要催促。老年期痴呆患者出现便失禁，会大大增加照顾负担，照顾者要通过细致的观察总结患者的排便规律，根据排便时间有目的、主动协助其排便，避免或减少患者将大小便弄到裤子或床单上。卧床患者协助其床上排便，及时清洁局部皮肤，防止分泌物长期滞留在老人皮肤，对皮肤造成刺激，甚至发生失禁性皮炎。应引起注意的是，在患者如厕时，应避免催促，否则容易使其紧张，诱发失禁。另外不能因为失禁而减少或控制患者水分摄入量，这种做法不仅不能改善失禁的情况，反而会增加泌尿系感染、便秘、体液不足等，更增加老人痛苦。

54. 如何协助痴呆患者完成个人清洁

充分评估老年期痴呆患者的能力，每日晨晚间提示或协助完成洗漱。可以通过演示、图片提示等方式告诉患者洗漱步骤。有些痴呆患者不肯刷牙或不会刷牙，可用棉棒蘸盐水擦洗，以达到清洁的效果，每日检查假牙和牙槽是否吻合。协助痴呆患者洗脸时，应从后面或旁边进行，如面对面为患者洗脸常使其感到强迫而拒绝或不合作。

指甲应剪短，以免发生激越行为时伤人伤己。使用简单的词语指导老人洗澡，如“坐下”“这是毛巾”“现在洗头”“把胳膊抬起来”，可以直接用洗发水洗头和身体。洗澡前提前准备好毛巾、香皂、浴巾等物品。不要改变患者以往的洗澡习惯，包括洗澡的时间、用物、方式。制订洗澡时间表，将时间调整到患者一天中最平和、最愿意合作的时间段。当患者拒绝洗澡时，使用各种方法唤起老人对洗澡的兴趣，如告诉他水温很舒适，香皂或沐浴液的味道很好闻，可以与患者谈论他感兴趣的话题来转移注意力，情绪波动明显时，暂时停止洗澡，不可强求，不要加重其痛苦体验，采取“过一会儿再试试”的办法，由于近期记忆力下降，患者可能会忘记刚才拒绝洗澡的不愉快经历。也可以采用化整为零的方法，如第一天只洗头，配合的时候再洗身体，分开进行。对于行动不方便的患者，照顾者不要离开，注意保护患者隐私，维护其尊严，选择同性熟悉的照顾者来协助。部分老年期痴呆患者洗澡时害怕衣物被偷走，可将衣物放在患者可以看见的位置，消除其顾虑。保证洗澡过程中的安全，浴室内安装扶手，放置防滑垫和浴椅，调节水温，喷头水流调至温和喷射的状态，避免水流太强劲。不要迎面冲水，避免把水冲到眼睛、耳道。对于已经卧床的老年期痴呆患者，及时给予床上擦浴，保持皮肤的清洁。

55. 痴呆患者出现睡眠障碍怎么办

由于老年期痴呆患者存在时间定向力障碍，可能分不清白天和晚上，即可出现睡眠－觉醒节律紊乱。照顾者应尝试采取改善睡眠环境、饮食调整、休闲运动、限制日间睡眠时间等非药物干预方法。

帮助患者建立有规律的活动及时间表，养成良好睡眠习惯和方式，形成一定的生物钟，每天定时督促患者进行一定的活动，增加日间光照，一般情况下患者接受的光照越多，其昼夜节律和睡眠模式越趋向正常。白天多和患者聊天，让其参与社会活动，限制日间小睡的次数和时长，调节睡眠时间及规律。协助睡前泡脚或热水擦洗、排小便，不要喝太多的水，减少起夜的次数。用安静、平和的语言沟通，避免谈论一些兴奋的话题或看一些比较激烈的电视节目。每天从下午开始就要限制喝茶或含有咖啡因的饮料，晚上准备温开水或热牛奶，可进食有助于睡眠的食物，如核桃粥、黑芝麻糊等，晚餐规律且不宜过饱，既可防止饥饿影响睡眠，又可促进大脑分泌血清素，起到放松肌肉和镇静催眠作用。可以创造温馨舒适的睡眠环境，调暗灯光，播放轻音乐，以促进睡眠。另外保持轻松心情，可协助用手指按压百会、劳宫、涌泉等穴位，使其精神放松。如出现夜间睡眠时间过短，也可以陪患者在屋内走一走，引导其再次入睡。有些患者由于幻视、幻听，常半夜醒来，不停吵闹，难以入睡，照顾者安抚患者的同时应寻找诱发他们出现幻觉的“触发物”。如墙上树枝摇曳的影子，被风吹动的窗帘等，另外可以打开夜灯减缓其不安，不要大声说话或责骂，及时与医生反馈，必要时遵医嘱使用药物进行辅助治疗。

56. 痴呆患者出现精神行为异常怎么办

老年期痴呆患者一旦出现精神行为异常，强行制止会引起激烈的反抗，使症状加重。针对精神行为异常首选非药物治疗方法，通过病因分析，寻找并去除诱因，以此缓解症状，必要时遵医嘱给予药物治疗。

（1）猜疑：照顾者要理解这是疾病造成的，不要为此与患者争执、发脾气，更没有必要反复解释，尽量去理解，让患者感受到你对他的关心，转移注意力到其他活动上，使其慢慢淡化疑心。倾听患者遭遇的麻烦，适时给予安慰。如果患者猜疑有人偷了他的东西，可以和他到他喜欢藏东西的地方一起寻找丢失的物品，还可以将老人经常找不到的东西进行备份。

（2）焦虑抑郁：部分患者还会出现情绪低落、难过、绝望、沮丧、泪流满面，甚至大声哭泣，这些可能提示患者伴有焦虑、抑郁的情绪。可以找出患者感兴趣的人、事、地点，有针对性地安排活动。适时给予安慰，告诉患者很快会好起来的。保持家庭氛围融洽、温馨，准备患者喜欢吃的食物、引导其适当锻炼，缓解其焦虑抑郁的情绪。

（3）激越行为：对于有徘徊或游荡的患者，应确认患者活动空间防滑、无障碍、光线充足，保证安全。对藏物品的患者，应保管好危险物品及重要的个人物品，避免责怪患者，引导患者自己找到藏东西的地点。反复说同一件事也是激越行为的表现，应耐心解答，尝试用小纸条写上答案给患者，把话题转移到其感兴趣的事情上。如出现攻击行为时，立即将患者与激惹他的环境或人分开，确保患者安全，管理好周围的易碎物品及锐利物品，与患者保持安全距离做好自身防范，尝试由患者信任的人给予安抚。

（4）幻觉妄想：寻找有关原因，不要与患者争执事件的真假，可通过言语和行为的方式给予支持，有些痴呆患者由于视幻觉大声喊叫，并形容出眼前的恐怖画面，照顾者可以握住患者的手轻声安抚，或站到患者所说的恐怖地方让患者看到自己，消除患者的恐惧心理。

（5）脱抑制行为：对于患者出现的不假思索地冲动行事、性欲亢进等表现，不要表现出强烈的反应，不争辩、不纠正、不正面冲突，在安全的前提下，可采取有意忽略的态度，另外，还可以转移患者注意力。

57. 怎样避免痴呆患者意外事件的发生

老年期痴呆患者认知功能损伤、自我照护能力下降、对突发事件的处理能力下降，加之老年人视力、听力、肌力、平衡功能等生理退化，使其风险识别能力下降甚至丧失，易发生跌倒、坠床、烫伤、错误服药等意外事件。

（1）跌倒：居所房间的布置要保证光线充足，标识醒目，物品固定摆放，减少障碍物。家具简洁，尖锐的转角使用防撞条包裹，常用物品要放在随手可取的位置。地面使用防滑材料，湿滑时及时擦拭。坐便器旁和洗浴设备旁安装扶手。选用较稳固带有扶手的椅子，妥善固定，必要时使用保护带，避免突然起身摔倒。衣、裤穿着合体，穿防滑鞋。一旦发生跌倒，不要慌乱，询问患者有无不适，察看有无外伤、骨折等情况，不要随意搬动患者，必要时寻求专业人员给予帮助、及时就医。

（2）坠床：改善睡眠状态，增加患者日间日常活动量，减少日间小睡及影响睡眠的因素，保证夜间睡眠时间。调整床面高度以坐位时足部着地为宜，两边设有床栏。夜尿频繁者减少入睡前饮水量，选择使用小便壶床上小便，减少下床频次。谵妄或躁动不安无法安抚时，遵医嘱给予药物助眠，服用助眠药物期间照护者加强照护。“日落综合征”的老年期痴呆患者傍晚或夜间更容易受到光线昏暗、照护者疲乏懈怠情绪的影响而出现易怒、易激惹，照护者应对此时段提高警惕，体力不支时可寻求他人帮助，减少坠床等事件的发生。

（3）烫伤：避免老年期痴呆患者接触温度过高的食物、水或物体。不要让患者独自承担倒开水、做饭等家务，避免其接触灶台，减少在厨房滞留的时间。浴室的淋浴器“冷/热”标识明确，洗浴时调好水温并有人陪伴，避免使用暖宝、热水袋、电暖气等发热物品。

（4）错误服药：避免老年期痴呆患者独自服药，将药物放置在患者取不到的地方，必要时上锁。使用分药盒将药物按次摆放，确保其准确服下药物。对于药物不能下咽者，每次服药时尽量将药物放于患者口腔中后部，协助其饮水下咽，如无特殊要求可将药物研碎化于水或食物中服用。

58. 针对中、晚期痴呆患者常见的并发症，要怎样预防

随着疾病进展，老年期痴呆患者逐渐丧失日常生活能力、社会交往能力，出现运动功能、神经功能、感觉功能降低甚至循环障碍，可并发全身系统疾病的症状，如肺部感染、压疮等，终因并发症难以控制导致死亡。

（1）压疮：动态评估老年期痴呆患者床上活动能力，适时帮助，给予变换体位。根据观察受压部位皮肤情况按时提醒其床上移动，动态调整改变体位的间隔时间，若患者丧失床上活动的能力，每 2 小时给予更换体位一次，采用 30°侧卧体位，观察局部皮肤情况，必要时缩短变换体位时间。另外，可使用减压用具以降低压疮发生的可能性，如气垫床、楔形垫、软枕等。翻身过程中动作轻柔，避免皮肤牵拉、起褶皱，避免坠床。保持床单清洁、平整、无渣屑。如患者抗拒改变体位，可协助其床旁站立或坐在椅子上，被动离开床面，以减轻局部皮肤压力。对于容易忽视的易发生压疮的部位，如枕部、耳廓、足跟、肩胛骨等部位应重点防护，尤其对于耳后、颈下等隐私易忽略的部位应重点查看。

（2）失禁性皮炎：保持皮肤清洁干燥，每日给予卧床患者温水擦拭皮肤，观察皮肤异常变化。对不能表达或不能

自知排泄者，及时观察并清洁排泄物，减少局部刺激，避免失禁性皮炎的发生。排尿失禁者通过观察排尿频次，固定时间给予协助排尿并清洁局部皮肤，无固定排尿时间者给予假性导尿，如长时间未排尿，需高度警惕尿潴留的发生。对于排便规律者按时协助排便，保持局部皮肤清洁干燥，如发生排便次数增多或排不成形便，需增加清洁频次，肛周给予油剂涂抹保护。

（3）肺部感染：评估老年期痴呆患者吞咽能力，选择适宜的饮食类型，黏稠度适中，以糊状为宜。晚期痴呆患者已丧失进食能力，应尽早选择鼻饲饮食。非进食期间保持口腔清洁，餐后协助口腔清洁，增加漱口频次。保证饮水量，经口进食者餐中可适当增加汤羹类食物，两餐间增加果汁、酸奶、水果等含水量高的食物，即使无口渴感也要定时给予饮水。指导老年期痴呆患者进行有效咳嗽。卧床活动受限者更换体位时给予正确叩背，叩击的同时嘱老人轻声咳嗽，叩击力度以皮肤微微发红、可以接受为宜，叩背过程中及时与患者沟通，观察其意识、面色及叩击部位的皮肤变化，有痰液咳出时，应随时协助清理。痰液黏稠不易咳出时可给予雾化吸入，以湿化气道，稀释痰液，促进痰液排出，必要时可使用吸痰器吸痰。动态监测体温变化，当出现体温升高又无明显感染因素或感染源，应高度怀疑肺部感染的可能性，及时就医。

59. 如何防止痴呆患者走失

随着疾病的进展，老年期痴呆患者有走失的风险，表现为在熟悉的环境中迷路、找不到家门、在家中找不到自己的房间等，为避免走失发生，让患者尽可能生活在自己熟悉的环境中，避免突然变换住址，如搬家、在不同子女家轮住。告知患者居所周围标志性建筑及标识，并不断强化，以加深记忆。必要时可在家中户门上安装安全门锁，防止走失。外出时为患者佩戴联系卡或黄手环，告知佩戴手环的目的，得到认可后于每次出门前为其正确佩戴，对于不愿意佩戴者也不要强求，避免造成逆反心理。也可使用电子定位设备降低走失风险，患者佩戴电子手表，照顾者使用具有定位功能的手机，安装具有定位追踪功能的应用小程序，以便于准确、及时寻找患者。告知并协助患者外出时携带手机，教会其拨打和接听电话的技能，为老人设定手机快捷键、设定紧急联系人，可将手机佩戴挂绳，挂于患者胸前。

照顾者也应该注意不要因为害怕患者走失，而不让其出门、每天活动范围仅限在家中，这样会打消患者与外界接触的信心，使其失去原有与外界接触、交流的能力，加速疾病的进展。更不能在家里没人照护的时候把患者反锁在屋里，这会让患者感到恐惧，如果遇到危险，也不会求助，从而失去被救援的机会。对于中、重度或者有走失史的老年期痴呆患者，建议照顾者时刻陪伴在患者身边，防止走失发生。

60. 作为老年期痴呆患者的照料者，应当怎么面对由此带来的生活压力

对老年期痴呆患者提供护理是一项高要求的任务，长期的照护会给照顾者带来很大压力，尤其是当痴呆进展到中、晚期时，照顾者可能会出现愤怒、焦虑、沮丧、疲倦、失眠、注意力不集中等症状，对其健康产生一定的影响。那么，照顾者应当如何面对呢?

（1）对痴呆疾病持接受的态度：照顾者要接受痴呆患者病情会进展，目前尚不能治愈这一现实，而且，患者和原来的他也是不一样的，不能像以前那样有爱心，会照顾人，考虑周全，应了解他现在的情况已经不是以前你知道的那种情况。要重新分配自己的时间，明确哪些事情需要优先完成，要能接受因为照顾痴呆患者而不得不放弃自己喜欢做的事情的现实。

（2）与别人分享感受：找一个能安慰你的朋友、家人，与他谈你的感受和令你困扰的事情。积极参与痴呆义诊等公益活动，使自己有更多的机会与其他照顾者分享、讨论照护中的问题，都是非常有帮助的。

（3）积极的心态：对待事物的态度往往会影响你的感受，尽量去发现事物好的方面，发现患者依然能够做的事情，而不是关注不能做的事情，体会与患者相处的快乐美好时光，带患者一起参与一些社区活动，放松缓解自己压力的同时也能让患者多接触不同的人和事物，回归社会。

（4）保证自身健康：不要忽略你自己的健康，这是很重要的，只有保证自身健康，才能更好地照顾痴呆患者。要做到注意营养，规律锻炼，寻找放松的方式，并且确保自己得到了必要的休息，要定期看医生进行体格检查。

（5）寻求帮助与支持：在实际照顾工作中，照顾者要认识到寻求或接受帮助是必要的。其中很重要的一点是要知道寻求帮助并不意味着照顾工作做得不好，而是由于独自一人可能照顾不好痴呆患者。向家人或朋友寻求帮助，绝大多数人是非常乐意帮忙的，有许多方法可以帮助自己减轻家务劳动和照顾工作的负担。

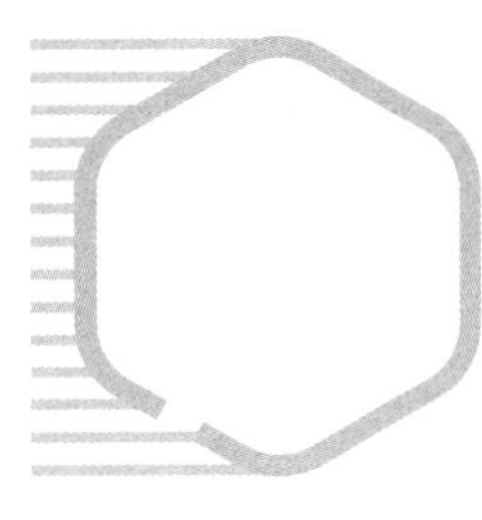

参考文献

[1] 吴汀 . 阿尔茨海默病（AD）的现代中医药研究 [J]. 长春中医药大学学报 , 2012 (28)1: 75−77.

[2] 李桢 , 李冬梅 . 轻度认知障碍及痴呆症患者计算机辅助认知康复研究现状 [J]. 中华护理杂志 , 2014, 49(8): 986−990.

[3] 梁雅慧 . 重复经颅磁刺激对认知功能影响的研究进展 [J]. 中国康复医学杂志 , 2015 (30)9: 959−962.

[4] 贾建平 . 神经病学 [M]. 8 版 . 北京 : 人民卫生出版社 , 2015:65.

[5] 中国痴呆与认知障碍指南写作组 , 中国医师协会神经内科医师分会认知障碍疾病专业委员会 . 2018 中国痴呆与认知障碍诊治指南 [J]. 中华医学杂志 , 2018, 98(13): 965−1298.

[6] 常红 , 乔雨晨 . 阿尔茨海默病居家照护指导手册 [M]. 北京 : 人民卫生出版社 , 2019:26−35.

[7] 认知训练中国专家共识写作组 , 中国医师协会神经内科医师分会认知障碍疾病专业委员会 . 认知训练中国专家共识 [J]. 中华医学杂志 , 2019, 99(1): 4−8.

[8] 王月燊 , 孔立红 , 余超超 , 等 . 阿尔茨海默病非药物疗法研究进展 [J]. 中国老年学杂志 , 2022 (42): 985−989.